全国名老中医药专家传承工作室

周维顺教授
临床医论医案集锦

主　编　周维顺
副主编　嵇　冰　成信法
　　　　钱　玥　刘振东

中国中医药出版社
·北　京·

图书在版编目（CIP）数据

全国名老中医药专家传承工作室周维顺教授临床医论医案集锦 / 周维顺主编 . —北京：中国中医药出版社，2019.8

ISBN 978-7-5132-5627-8

Ⅰ . ①全… Ⅱ . ①周… Ⅲ . ①医案—汇编—中国—现代 ②中医临床—经验—中国—现代
Ⅳ . ① R249.7

中国版本图书馆 CIP 数据核字（2019）第 129185 号

中国中医药出版社出版

北京经济技术开发区科创十三街 31 号院二区 8 号楼
邮政编码　100176
传真　010-64405750
保定市中画美凯印刷有限公司印刷
各地新华书店经销

开本 889×1194　1/16　印张 13　彩插 2　字数 301 千字
2019 年 8 月第 1 版　2019 年 8 月第 1 次印刷
书号　ISBN 978 - 7 - 5132 - 5627 - 8

定价　200.00 元
网址　www.cptcm.com

社 长 热 线　010-64405720
购 书 热 线　010-89535836
维 权 打 假　010-64405753

微信服务号　zgzyycbs
微商城网址　https：//kdt.im/LIdUGr
官 方 微 博　http：//e.weibo.com/cptcm
天猫旗舰店网址　https：//zgzyycbs.tmall.com

如有印装质量问题请与本社出版部联系（010-64405510）

编 委 会

周维顺教授简介

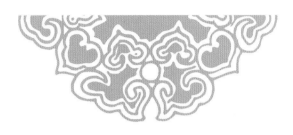

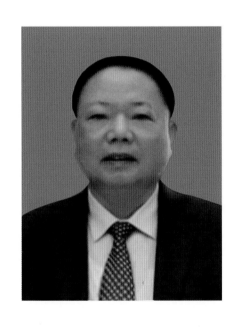

　　周维顺教授系全国老中医药专家学术经验继承工作指导老师，双博士研究生导师，浙江省名中医，世界中医药学会肿瘤外治委员会副会长，中华中医药学会肿瘤分会顾问、副主任委员，中国中医肿瘤学会副会长，国家中西医结合肿瘤诊治中心副主任，全国膏方抗癌专家委员会副会长，全国中西医肿瘤防治创新联盟副主席，全国中医肿瘤学术年会大会主席团副主席，中华中医药学会《中国中医肿瘤诊疗指南》专家委员会副主任委员，周维顺全国名老中医药专家传承工作室主任导师，中国医促会肿瘤委员会副会长，浙江省中医药学会肿瘤分会顾问、副主任委员，《中国中医药杂志》及《中国医药杂志》副主编，卫生部中医药临床药理验证基地专家委员会常委，卫生部国家临床重点学科评审专家，国家自然科学基金课题评审专家，省部级国家科技奖评审专家，浙江有线电视台《健康直播室》顾问。曾任浙江省中医院党支部书记、院教职代会主席团常委兼肿瘤大科主任、浙江中医药大学及浙江省中医院医药高级职称评审委员会评委等职。

　　1969年自浙江中医学院（现浙江中医药大学）本科毕业近50年来，一直从事临床、科研、带教工作。发表恶性肿瘤相关论文100余篇。主持省部厅级科研课题15项，荣获科研成果奖7项，其中周教授主持的课题"'升白冲剂'及'升血小板冲剂'治疗恶性肿瘤放化疗后白细胞及血小板减少症的临床及制剂研究"，主要参与研究的课题"新加沙参麦冬汤抗肿瘤作用研究"分别荣获省厅及省政府科研成果奖。著作10部，其中由原卫生部副部长、国家中医药管理局局长王国强亲自写序言并高度评价的

《国家级名老中医周维顺恶性肿瘤治疗经验集》及由周教授主要参与编写的《中医肿瘤学》两本书，已在全国各新华书店及全国各医药院校发行。培养博士和硕士研究生51名、学术继承人25名、高职称院长级西学中高级研讨班专家学员8名。多年来曾连续被评为浙江中医药大学及浙江省中医院先进工作者、优秀教师及优秀党支部书记。其业绩早已刊登在党的十六大期间发行的《新时期中国共产党人》一书中，且多年来各种党报及新闻界曾多次——做过报道（有关周教授更详细的介绍可到浙江省中医院及浙江省名中医研究院网站查看）。

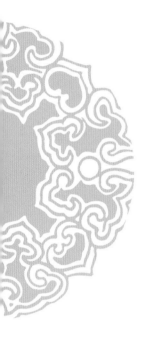

入 编 证 书

周维顺 同志：

鉴于您为中国共产党的伟大事业所发挥的重要作用和取得的光辉成就，您的业绩已被载入大型向党的十六大献礼丛书《新时期中国共产党人》。

新时期中国共产党人编辑部

二〇〇二年十一月

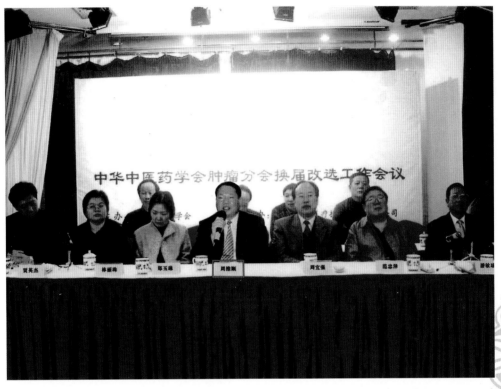

中华中医药学会肿瘤分会换届改选后的第三届常务副主委周维顺教授（一排右四）代表新一届常委会向全体委员布置新一年度工作计划时，与主委周宜强教授及副主委郑玉玲、贾英杰、范忠泽、潘敏求教授在主席台合影留念（2006 年 10 月）

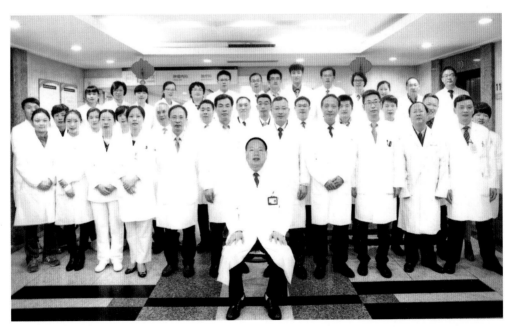

周维顺教授在 2016 年教师节期间与其培养的研究生及学术继承人合影留念

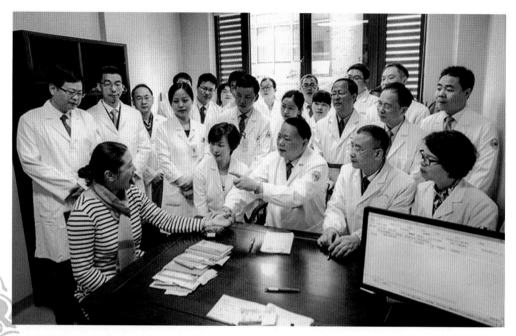

周维顺教授与其部分研究生及学术继承人临床门诊带教时合影留念（2017 年 8 月）

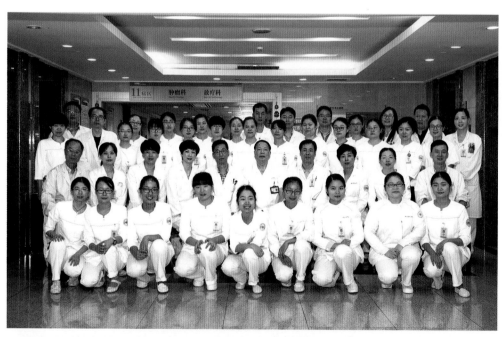

周维顺教授（二排左六）与他带领的全国文明号先进集体全体成员合影留念（2015 年 8 月）

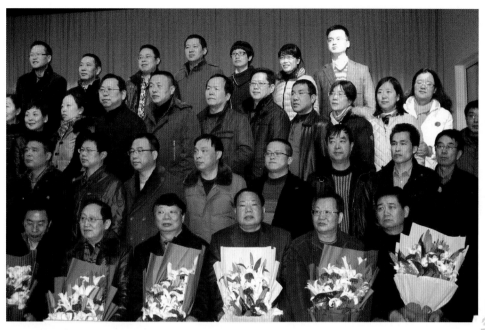

周维顺教授（一排右三）与浙江中医药大学校长范永升，浙江省中医院原院长王坤根、宋康、徐珊，省立同德医院院长陈勇毅在全省高职称院长级西学中高级研讨班拜师仪式后与学生合影留念（2014年1月）

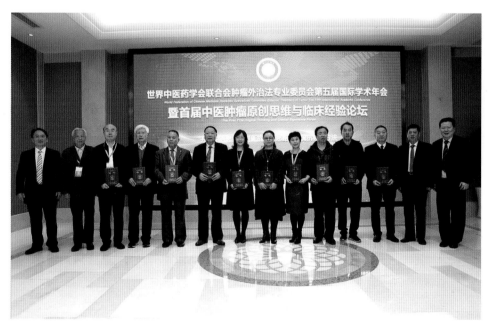

世中联领导为肿瘤外治委换届改选后新选举产生的副会长周维顺教授（左六）及常委颁发荣誉证书时在会议大厅合影留念（2018年11月）

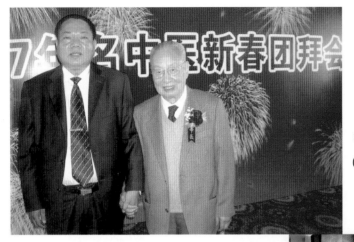

周维顺教授与其恩师国医大师何任教授（原浙江中医学院院长）合影留念（2007年2月）

周维顺教授与浙江省现唯一国医大师、浙江省名中医研究院院长、浙江中医药大学原校长、浙江省中医院原院长葛琳仪教授在医院会议大厅合影留念（2018年11月）

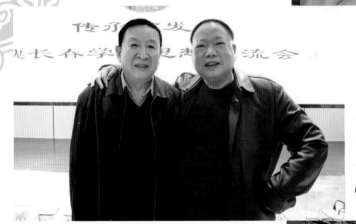

在浙江省传承和发展魏长春学习思想会上周维顺教授与浙江省中医药学会会长、浙江中医药大学原校长、浙江省中医院原院长肖鲁伟教授合影留念（2018年11月）

周维顺教授（左）与国医大师、浙江省名中医研究院院长葛琳仪教授（中）及浙江省名中医研究院副院长陈意教授（右）合影留念（2016年2月）

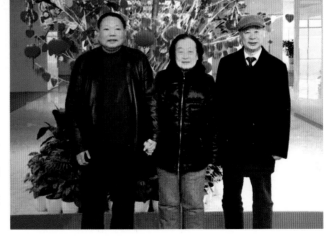

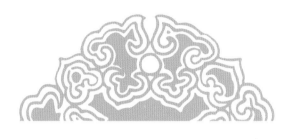

序 一

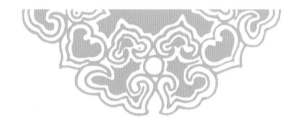

周维顺教授与我长期在浙江省中医院工作，我们是老同事、老朋友。

他热心党的工作，长期担任医院党支部书记、医院教职代会主席团常委和肿瘤科主任。自大学毕业后，一直坚守临床，服务患者。坚持以传承发展中医药为己任，坚持在中医理论指导下，发皇古义，融汇新知，以救病患于危急之中，在中医肿瘤学科的发展中奉献了青春和智慧。

焚膏油以继晷，恒兀兀以穷年，他坚守在肿瘤治疗第一线。经过 50 余年临床的磨炼和捶打，在学术上，技艺日精，炉火纯青。得到了有关政府、领导和同行的高度认可，1998 年被浙江省人民政府评为浙江省名中医，后又被国家五部委确定评为全国老中医药专家学术经验继承指导老师、全国名老中医药专家传承工作室项目专家，并连任三届中华中医药学会肿瘤分会副会长。今年还被世界中医药学会联合会、肿瘤外治委员会再次选为第一副会长；并任中国中医肿瘤学会副会长、中华中医药学会肿瘤分会顾问、浙江省中医药学会肿瘤分会顾问等职位，同时早年就被浙江中医药大学评聘为中医内科和中西结合内科博士研究生导师。

不久前，周维顺教授邀我为其主编、其工作室同道共同完成编撰、即将付梓出版的《全国名老中医药专家传承工作室周维顺教授临床医论医案集锦》一书作序，我倍感荣幸，欣然应允，也使我有幸获先睹之快。

众所周知，肿瘤是危害人类健康的第一大类疾病，是急需攻克的顽疾。夫子之庙堂高数仞，不得其门而入，不见宫室之美，唯有博览群书、勤学穷思、格物致知，方能登堂入室。集锦真实地记录了周维顺教授以中医药为主，结合现代科技进步，在肿瘤治疗中所形成的特色和经验。

集锦全书共分为五部分。前四部分分别介绍了周维顺教授的学术思想、22 种常见肿瘤论治经验、6种常见杂病论治经验和10篇"诊余漫话"，其中"医案举隅"和"用药点睛"为神来之笔，特别亮丽，给人以身临其境的感受，细细揣摩、慢慢回味，可以领悟到名家临床思维和用药心得；第五部分名师遗珍，介绍了周老师师从过的近代浙派中医大家史沛棠、何少山、吴颂康、马莲湘的诊疗经验，涉及常见内外妇儿学科近百种疾病。在个人经验集锦著作中，将先贤名家论治经验一并展示，也是本书的一大特点和可看之处。在临床上遇到疑惑不解之处，从中一定可以得到解惑之启迪和感悟。正如《师道》所言：博学广闻，学而时习，教而时新，是以学高，可以为师。

作为中医人，要认真学习、深刻理解并努力实践习近平总书记发展中医药事业的系列重要论述，切实把中医药这一祖先留给我们的宝贵财富继承好、发展好、利用好，在建设健康中国、实现中国梦的伟大征程中谱写新的篇章。国家推进全国名老中医药学术专家传承工作室建设的目的，是为了更好地继承、发展、创新中医药，为中医药发展的现代化、国际化和产业化提供重要平台。工作室的重要任务之一就是把老中医药专家的学术经验原原本本地记录下来，为后来者能在前人基础上有所突破打下基础、提供条件。

《全国名老中医药专家传承工作室周维顺教授临床医论医案集锦》是一本值得读者细细品味、开卷有益的中医肿瘤学专著。南宋大儒朱熹遗有读书要旨六条，谓"循序渐进、熟读精思、虚心涵泳、切己体察、着紧用力、居敬持志"。我看完本集锦后，有所感想，写下此文，代以为序，以示祝贺，期盼周维顺教授及其工作室同道会有更大的奉献。

浙江省中医药学会会长 肖鲁伟

2019年元旦于杭州

序 二

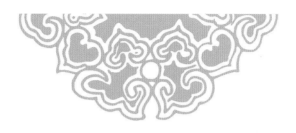

　　欣悉浙江中医药大学附属第一医院周维顺教授将要出版《全国名老中医药专家传承工作室周维顺教授临床医论医案集锦》，且邀我作序，不胜荣幸，感到这是有利于周教授更广传播其学术思想的佳事，也是古人所倡"立德、立功、立言"的美事，确实功在千秋、利在万民，所以欣然接受。

　　周维顺教授是浙江中医药大学毕业最早的几批学生之一，他以优异的成绩毕业之后顺利进入浙江省中医院工作，在院工作的几十年里他扎扎实实、勤勤恳恳在临床一线奋战，以服务临床为基础，努力继承老一辈中医大家的学术思想，学习现代医学的新研究成果，引领科室建设，积极投身科研，完成多项省部级课题，并荣获浙江省政府及教育厅、卫生厅科研成果奖。几十年来他坚持临床、科研带教，培养的博士、硕士研究生桃李满天下，遍及全国各地，且有的已成为了各地医院的临床科研带教工作的领头人……经过多年辛劳的工作积累，周教授对于各种恶性肿瘤及内科、妇科、儿科各种疾病的中医治疗也有了丰富的经验，其临床疗效突出，特别是在中西医结合防治肿瘤方面，成绩斐然，他总结出自己的一套独特的诊疗体系，帮助大量恶性肿瘤患者延长了生存期，改善了生活质量，深受广大肿瘤患者的赞誉！

　　近年来，国家越来越重视发挥中医药的独特优势，提高中医药在全民健康服务当中的作用，所以传承老一辈中医的临床经验刻不容缓，全国都在积极推进名老中医的学术传承工作。周教授是医术超群的中医大家，硕士、双博士研究生导师，国家级名老中医，周维顺国家级名老中医传承工作室导师，曾任浙江省中医院党支部书记、院教职代会主席团常委、肿瘤大科主任，也是中华中医药学会肿瘤委员会顾问，浙江省中医药学会肿瘤委员会顾问，世界中医药学会肿瘤外治委员会副会长，中国中医肿瘤学会副会长，其学术地位广获业界认可。几十年来，他一直担任全国中医肿瘤相关的五个学会的副会长、副主委职务。在其各学会工作期间，他一直工作积极主动、认真负责，为肿瘤事业无私奉献，赢得了大家的一致赞同。此书的出版，不仅具有较强的临床应用价值，更能让众多的同仁在中西医结合诊治肿瘤工作中受到启迪，让内科、妇科、儿科工作的同道受益匪浅，以此提高治疗效果，施惠患者，是以为序。

借此也衷心祝愿周教授身体健康，愿他的学术思想能发扬光大，"传道、授业、解惑"，为中医事业的继续传薪更上一层楼！

中华中医药学会肿瘤分会名誉主任委员

中国中医肿瘤学会会长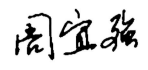

国家中医药管理杂志社社长

2019 年 3 月 20 日于北京

前　言

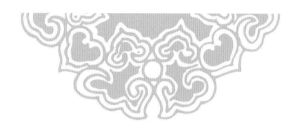

　　根据世界卫生组织（WHO）的报告，2000年全球癌症死亡例数已经超过700万，占全部死亡人数的12%；在我国，癌症已上升到居民常见死亡原因的首位，在居民常见死因构成中占到19%。据专家预测，在2025年前癌症总的发病率均呈上升态势，所以癌症是一个我们必须面对的多发病、常见病。目前癌症的治疗主要是综合治疗，包括手术、放疗、化疗、免疫、激光、冷冻、热疗及近期兴起的靶向治疗，这些方法在肿瘤治疗中虽然发挥了极大的作用，部分肿瘤可以得到临床治愈，但不可否认，这些疗法在抑制或杀伤癌细胞的同时，对机体正常组织和功能带来的损害不可小视，尤其对人体的骨髓造血功能、免疫功能、肝肾功能、胃肠功能均会带来极大的损伤，有些甚至是灾害性的。中医药是中国医学特有的优势，经历了数千年的临床实践和验证，可以根据人体不同体质、症状、病程，病证合参、对症用药，充分发挥辨证论治的特点，无论是在扶正或是祛邪方面均能在肿瘤治疗的全过程中发挥重要作用。在我国充分利用中医药的优势在肿瘤防治中发挥不可替代的作用已经成为社会共识。

　　本人有50余年的临床从医经验，对各种内科杂病尤其是在各种肿瘤的中西医临证治疗方面有一定的心得体会，并将系统学习和掌握的现代医学诊疗思路、手段和中医的最新研究成果、老一辈国医大师的临床心得相结合，形成了一套独到的诊治方法，用之于临床，效果斐然。为了更好地传承老一辈国医大师的宝贵经验，并将自己临床所学所感所悟做一分享，特著此书。本书介绍了本人的相关学术思想和经验总结；结合西医临床治疗指南及中医临床体会，以诊疗方案及临床案例为主，直观明了地展现了中西医结合在肿瘤治疗及相关内科杂病治疗方面的理论指导和临床应用；记录了本人在成长过程中，向各位国医大师学习的经验心得。希望敝人的萤火之光，为中医药事业添上点滴星火，共谋中医药传承发展大业。由于时间仓促，加之水平有限，书中难免会有很多疏漏与不足，不妥之处祈请学界同仁及爱好中医药的朋友予以斧正，以便再版时修订完善。

最后，本书的编写得到了浙江省中医药学会会长、浙江中医药大学原校长、全国名老中医药专家传承指导老师、博士生导师肖鲁伟主任中医师与中华中医药学会肿瘤分会名誉主任委员、中国中医肿瘤学会会长、国家中医药管理杂志社社长、博士生导师周宜强教授的大力支持并作序，在此一并致以深深的谢意！同时也谨以此书向培养过我，教育过我的各位国医大师表示我满腔的敬意与思念！

浙江省中医院

全国名老中医药专家传承工作室

目　录

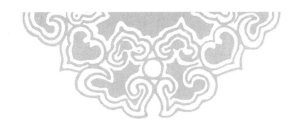

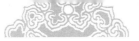

目 录

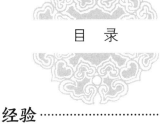

目 录

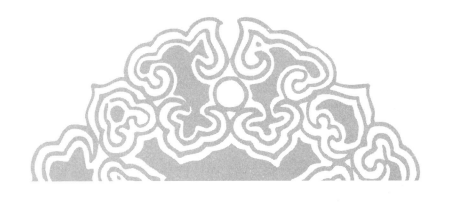

第一部分　周维顺教授学术思想概况

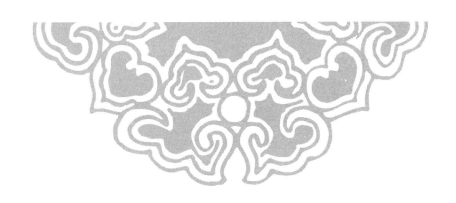

一、学术渊源

周维顺教授于1965年进入浙江中医学院学习，适逢特殊年代，但其上秉岐黄之志，下怀济民之心，学业未敢荒疏半分。常诵吟药性、汤头歌诀于清晨，抄录书卷、手稿至黉夜。"焚膏油以继晷，恒兀兀以穷年。"且求教于史沛棠、何任、杨继荪、潘国贤、魏长春、蒋文照、何少山、吴颂康、马莲湘等老一辈名医大家，既学其博，又学其专，择其善者而从之，5年的院校学习收获颇丰。现虽年逾古稀，仍能熟诵方歌，不假思索，脱口而出，可知当年用功之深。而所藏等身之手本，足见当年之勤奋。

周维顺教授毕业以后，积极从事临床工作。然临证愈多，愈见己之长短，故其更加深入地研读《黄帝内经》《伤寒杂病论》《金匮要略》《难经》等中医经典著作，且对金元四大家及明清医学大家著作进行了较为系统的学习和总结，并虚心求教于国医大师何任、马莲湘、吴颂康、杨继荪、蒋文照等老前辈。

正是凭借着过人的勤奋，勇于探索的精神，在名医大家的垂教下，在不断的临床实践中，周维顺教授逐渐形成了、丰富了、发展了自己的学术思想。

二、学术特点

周维顺教授的学术思想源于《黄帝内经》。他精研《金匮要略》，效法李东垣、朱丹溪、刘完素、叶天士等后世名家，师承史沛棠、何任、何少山等近现代名医大家，师古而不泥古，善承前人之长而发挥新意，衷中参西，在长期大量地医疗实践中，形成了别具特色的疾病观、诊疗思路以及遣方用药之道。

（一）见病知源，审证求因，治病求本

周维顺教授常言："知其要者，一言而终；不知其要，流散无穷。"并手书之告诫后学之辈。然何者为要？病源病因病机也！

《灵枢·百病始生》有云："夫百病之始生也，皆生于风雨寒暑，清湿喜怒。"《金匮要略·脏腑经络先后病脉证第一》则说："千般疢难，不越三条。一者，经络受邪，入脏腑，为内所因也；二者，四肢九窍，血脉相传，壅塞不通，为外皮肤所中也；三者，房室、金刃、虫兽所伤。以此详之，病由都尽。"另有"百病皆由痰作祟""久病必有瘀"之说。可见疾病的病源具有广泛性，而辨识病源、病因是辨证的第一步，重在四诊，尤其是问诊。特别是人们处于当今发达的社会中，受生活习惯、社会心理等方面的影响，所患疾病的病因更加繁杂，更需明察病因病机。

理、法、方、药四者丝丝相扣，以理法为先，方药次之。若理不明则法误，法误则方

药必错，而理法之明在于识清病源病因。以常见的感冒来说，风寒暑湿燥火六淫、饮食劳倦等皆可导致，亦且常常是合病。若不明病源病因病机，仅套取麻黄汤、桂枝汤、银翘散等方，散寒而不除湿，清热而不化饮，祛邪而不扶正……往往效果不佳，致使病情迁延不愈，诱发鼻炎、哮喘、肺炎等病。再者如常见的恶心、呕吐症状，病因之繁杂，百纸难书！若懒于思索，孟浪行事，以砂仁、豆蔻投诸脑水肿，以香砂六君投诸酮症酸中毒，只会偾事废人。诸如此类，不胜枚举！病因可不明乎？临床可不慎哉？

（二）四诊合参，明辨是非，理法精准

《难经》有云："望而知之谓之神，闻而知之谓之圣，问而知之谓之工，切而知之谓之巧。"徐春甫则言："望闻问切四字，诚为医之纲领。"正所谓提纲挈领，纲举目张。四诊乃辨识病源病因病机之谛参。正是认识到四诊的重要性，周维顺教授在临床中极为重视。其认为四诊在于详而察之，在于去伪存真。四诊合参，可相互参照以鉴别之，要不厌其详，不厌其繁，而不是粗枝大叶，装模作样，炫耀矜奇。更不能犯仲景"相对斯须，便处汤药"之诫！

四诊之中，脉诊、问诊尤重。脉为血府，贯通周身，五脏六腑的气血都要通过血脉周流全身，其能够明确地反映机体之阴阳表里寒热虚实，有助于判断病因、病性、病位、病势。病人之痛楚，有赖于问，脉虽可凭，但不能尽凭！问清症状，对于病因、病性、病位、病势的判断将更为准确，用药也更为精准。如鼻炎之证，问鼻塞表现，在治疗当中直接关系到用药准确与否、疗效的好坏以及病程的长短。黄涕为痰热，宜胆南星之类；脓涕为浊，宜广藿香、鱼脑石之类；水样涕为饮，宜干姜、细辛、葶苈子之类。鼻塞平卧位、侧卧位加重，与体位有关，说明体内存在饮，因饮具有流动性，则宜用葶苈子、防己、干姜、细辛等，而非概用苍耳、辛夷之类，是故临床取得良效。

（三）方无死方，法无定法，圆机活法

周维顺教授强调："方无死方，法无定法，运用由心。"法因证而立，药因人而施。从秦汉时期的《五十二病方》《黄帝内经》十三方，再到东汉的《伤寒论》《金匮要略》，再至后世的《千金方》《医方类聚》《普济方》《兰台轨范》《方剂大辞典》等，药方何止千万，然莫不是因证而设、因人而施。虽然随着经济的发展，时代的变迁，自然环境、人文环境的改变，疾病谱发生了很大的变化，但中医仍具有很强的生命活力，关键则在于中医是"与时俱进"的医学。

中医的与时俱进，在于圆机活法。比如《伤寒论》《金匮要略》被认为是辨证论治的典范之作，是开先河之作。其中理法方药丝丝入扣，或加一药，或减一味药，或变化一药之用量，则主治不同，比如承气汤类、泻心汤类，无不彰显辨证论治的精髓。而当今某些医家，将经方神话，认为药必原方味数，量必原方定数，虽曰尊师古法、师承仲景，实乃所去甚远。更有甚者，独守一方，包治百病，更不足法。对于此弊端，周教授力摒弃之，在临床中强调辨证论治，而非霰弹乱发。

例如在治疗口渴证时，常以"舌质之红淡与否""舌苔之燥润与否""舌苔之黄白与否"作为重要的鉴别依据，分施清热利湿、化气行津、滋阴润燥等法，各处甘露消毒丹、五苓散、增液汤之方，而非概施地冬辈。再如在使用补气药时，常分为补气阳、补气阴两类。补气阳者何？生晒参、黄芪、党参也。补气阴者何？西洋参、太子参、黄精、山药也。再如在治疗肿瘤疾患时，常使用化痰散结药，其亦分类处之，以蛇六谷、天南星、白芥子化湿痰或寒痰瘀结，以三叶青、山慈菇、猫爪草化痰热瘀结，而非勿论寒热乱用之。诸如此类，不胜枚举。

（四）循序渐进，因势利导，随证治之

"世界是在不断变化发展的"是马克思哲学世界观的主要内容之一。而"疾病是在不断变化发展的"是中医学重要的疾病观。周教授认为建立动态的疾病观，有利于从宏观和微观上把握疾病的变化和治疗，从而达到更好的治疗效果。宏观上辨病，有利于把握疾病起源、发展、转归、变化特点，临证时可做到成竹在胸、从容不迫；微观上辨证，有利于掌握疾病发展的某一阶段的特点，更有利于提出针对性治疗。正如《素问·阴阳应象大论》所言："病之始起也，可刺而已；其盛，可待衰而已。故因其轻而扬之，因其重而减之，因其衰而彰之……其高者，因而越之；其下者，引而竭之；中满者，泻之于内。其有邪者，渍形以为汗；其在皮者，汗而发之；其慓悍者，按而收之；其实者，散而泻之。"周教授在临床中常遵循此法。

比如黄疸一病，宜先从宏观上分清是何种原因导致，肝炎？胆结石？肿瘤？如果是肝炎所引起的黄疸，可能就要预判可能存在阳黄向阴黄的转变，湿热向寒湿的转变，黄疸向鼓胀、积聚的转变，在辨证治疗时，更能注意湿、热、寒、瘀、虚等因素之间的关系，亦会存"见肝之病，当先治脾""先安未受邪之地"的思想。再如皮肤病，多数以秋冬季为缓解期，以春夏季为发作期，故而宜顺阳气浮沉之机，因势利导，采取秋冬补养气血阴阳精气，春夏宣散寒热湿郁，如此则疾病易于向好的方向转归。若逆阳气之浮沉，补养攻伐逆施，则只会耗散气血阴阳精气，而不能宣散寒热湿郁，导致疾病发展、缠绵不愈。而对于肿瘤病人来讲，其病因病机往往更为复杂多变，手术前后、化疗前后、放疗前后均有不同表现，更应循序渐进，抽丝剥茧，因势利导，随证治之。倘不察正邪之盛衰，而犯虚虚实实之诫，必贻害无穷。

（五）整体调节，脾肾为本，虚实为先

人体是一个有机联系的统一整体，人体的脏腑、经络、组织、器官都是互相沟通、相互联系、相互影响的。因而在讨论人体正常的生理功能和病理变化时，均应从整体角度出发。前人有言："见痰休治痰，见血休治血，无汗不发汗，有热莫攻热，喘生休耗气，精遗不涩泄，明得个中趣，方是医中杰。"是以周教授临床上善用"从阴引阳，从阳引阴""下

病上取，上病下取，中病旁取"等法。如治疗厥冷头痛时，常以附子、山茱萸、山药、淫羊藿、巴戟天等药填补下焦，不镇痛而痛止，治下而上安。再如治疗无名足背红肿热痛时，处以补中益气汤加蚕沙、薏苡仁而瘥，下病上取而痊。在整体调节治疗中，凡立法用药，皆重视固护脾肾之正气，以虚实别之。

周教授认为脾胃为后天之本，因其运化输布水谷精微，为气血生化之源，五脏六腑、经络肢节、筋骨肌膜皆赖其濡养。李东垣有言："脾胃一病，百病由生。"脾胃所伤，有虚有实。正虚者为脾胃虚弱，气血生化乏源；邪实者，多为痰、食、火、湿、瘀、气等阻遏气机，变生他病。对于久病内伤劳损者，投以甘温益气、健脾益胃之品以补不足；对胃阴不足者，酌用养阴滋液之品，以复通降。对于脾胃有余之病，则以消为补、以泻为安、以下为宽、以汗为痊，不然则邪寇留藏，遗患无穷。

《华氏中藏经》云："肾者，精神之舍，性命之根……肾气绝，则不尽其天命而死也。"周教授认为肾为先天之本，肾藏精，主水，内寓命门真火，五脏六腑皆赖其温煦、推动，内涵天一真水，五脏六腑、四肢百骸、精髓血海皆赖其濡养、调和。肾中阴阳互根互用，为气化之源，生命之根。若肾脏虚衰，则五脏皆惫；若肾脏颓溃，则五脏皆败。故而在临床中对于久病顽病，多投调补肾阴肾阳之品，以固护性命之根，调整脏腑的阴阳平衡。

（六）局部治疗，详察病理，诸因明辨

症状是主观感受、客观体征表现的集合，有全身性或局部性之分，大部分疾病往往带有局部性症状，局部性症状处常常是病位所在。而在治疗时缓解局部症状是至关重要的，常常需要"头病治头，脚痛治脚"。

周教授认为气血津液以流通为顺。若感触六淫、传染疠气、七情内伤、饮食劳倦、跌打损伤等，脏腑阴阳整体功能气化、调控等功能失常，则气血津液、水谷往往出现乖违，留滞局部，而有滞气、滞食、瘀血、痰饮、水湿、结石、浊毒等病理因素形成，致使发病。辨识各种病理致病因素，是消除局部症状的关键途径。比如腰痛病，以强痛、动辄作痛、活动后好转为表现的多属风夹湿，因"诸暴强直，皆属于风""湿性濡滞，筋脉软短"故也，宜独活、羌活、桑寄生等属；以胀痛为主，与肾气阻于内有关，宜厚朴、莱菔子、牵牛子等类；以坠痛为主，与气郁血滞、筋脉不舒有关，宜威灵仙、三七、续断、延胡索等品。再如脑梗死、脑部肿瘤，往往与局部痰浊瘀阻脑络，血运受阻有关，且血不利则为水，而伴发脑水肿，从而成了水瘀痰浊胶结之病，治宜活血化瘀、涤痰化浊、利水消肿诸法兼施，常用水蛭、石菖蒲、郁金、丹参、路路通等药。再如水、湿、痰、饮、浊虽皆为水类，然若以利水之药投之痰、湿、浊、饮之病，无不泥牛入海！其中用药差别实乃霄汉！

（七）正虚毒结，扶正祛邪，复法抗癌

随着社会经济的发展，科学技术的进步，肿瘤疾病的发病率、检出率日渐升高，现代治疗方案的介入亦产生了新的疾病改变。针对这些疾病，周教授潜心做了大量研究，成果颇丰。

《黄帝内经》曰："正气存内，邪不可干。""邪之所凑，其气必虚。"李中梓所云："积之成也，正气不足，而后邪气踞之。"故周教授认为本虚标实是肿瘤疾病的主要病因病机表现，本虚在于正气亏虚，标实在于各类毒结。毒结有郁毒、热毒、火毒、寒毒、瘀毒、痰毒、浊毒。郁毒生于七情，尤其与焦躁、郁闷有关；火热之毒或感于外，由嗜食辛辣、油煎炙煿、电离辐射、药物而生，或产于内，由气郁化火、癌肿分泌而成；寒毒多由内生，与素体阳弱有关，个别为药食所伤；痰、瘀之毒则与脏腑功能虚弱，气血津液不循常道有关；浊毒与感触疠气、病毒、细菌、真菌，或精血津液败腐有关。故而在治疗恶性肿瘤时，常以扶正祛邪为大法。

扶正以调摄脾肾为主，厚味重浊赞育先天，甘味淡渗健运后天，固护人体之本。祛邪以理气开郁、活血化瘀、化痰散结、清热解毒、利湿化浊诸法为常。理气开郁，在于健运脾胃，复中焦升降之机；在于条达肝气，畅气血津液疏泄之机。活血化瘀，在于温阳益气补血以助血运，在于剔除络脉死血以畅血行，在于凉血散血以化络脉溢血，从而复旧、生新。化痰散结，在于温散凉消以蠲除肿块凝结。清热解毒，在于精准定靶以灭毒火。利湿化浊，在于温化、清利，以宣通焦膜腠理水道交通，推陈出新。诸法之中，周教授尤重活血化瘀、化痰散结、清热解毒三法。因肿瘤乃是有形之积块，必有有形之痰瘀填充之。而"凡痞结之处，必有阳火郁伏于中……宜以苦辛寒药，清之开之"。以上诸法常常复合联用，以温清并用、寒热相兼、燥润相合、攻补兼施，相辅相成，药效恢宏。

（八）衷中参西，唯精唯一，允执厥中

周教授认为在临床上要一切以病人为中心，不能囿于学派之争，要无问西东。在症状体征鉴别、诊察方面，中西医可互参互用；在病理生理机制研究、药物治疗、新药开发方面，中西医可以相互借鉴，相辅相成，互相弥补，融通创新。面对病人必须坚持中西医结合的方法，合理地对其进行综合评估，坚持辨病论治与辨证论治相结合的原则，坚持整体调节与局部治疗相结合的原则，为病人选择最佳治疗方案。

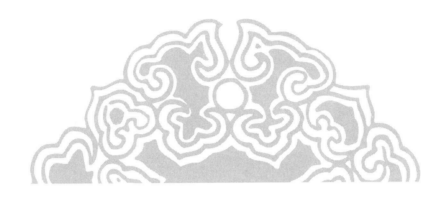

第二部分 常见肿瘤论治经验

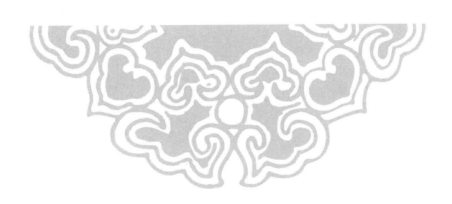

第一章 脑 瘤

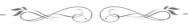

第一节 疾病概述

脑瘤在临床上依据起源可分为原发性和继发性两大类，其中原发性的颅内肿瘤约占中枢神经系统原发性肿瘤的80%。中医学界将脑瘤归属于中医的"头痛""中风""呕吐""眩晕"等病范畴。脑瘤病人与其他肿瘤病人相比，具有生存期较短、并发症高、死亡率高的特点。颅内原发性肿瘤主要包括胶质瘤、脑膜瘤、听神经瘤、星形细胞瘤、垂体瘤等。脑转移瘤多见于肺癌、鼻咽癌、乳腺癌、肾癌等恶性肿瘤转移。脑瘤具体发病机制未详，但可能与家族基因遗传、射线暴露、接触化学毒物（蒽类、苯类、亚硝酸盐等）、病毒感染等因素有关。脑瘤依据其发病阶段的不同，可表现出头痛、恶心、视盘水肿、偏瘫、癫痫、视听障碍、语言障碍等症状。目前，手术治疗是脑瘤最基本、最有效的治疗方法，临床上也常结合放疗、化疗等方式进行综合治疗。中医药可全程参与脑瘤的治疗，与西医治疗可起协同作用，可减少手术、放化疗副反应，提高机体抗病能力，在治疗与巩固疗效，促进和恢复机体功能中起到辅助作用，可有效地改善病人生活质量。

第二节 辨证论治

脑为清窍，所谓"杂者钝，清者灵"。周教授认为脑瘤的治疗关键在于清除颅内杂芜，恢复大脑的清灵之机。脑为巅首，风火易犯；脑为髓海，根于肝肾，髓海易空；络脉充脑，痰瘀易滞，癌毒易扰。故周教授认为脑瘤的发病之本为肝肾不足，髓海不充，标则为"风、火、痰、瘀、毒"，治疗上则标本兼顾，从缓急之法。选药上常以轻清上浮以达病所（蝉蜕、柴胡等），辛香走窜以散瘀结（蛇六谷、天葵子、全蝎等），重质沉降以镇浮阳（磁石、琥珀等），甘淡渗利以健中州（猪苓、茯苓等），厚味滋补以壮先天（黄精、肉苁蓉等）。具体分以下证型论治。

一、风邪入络

此证型临床上多见于脑瘤初期，风为阳邪，善袭头部，风邪入络上窜于脑，气血乖违，凝涩而成瘤块。

症状：头目胀痛，痛呈走窜性，烦躁易怒，口苦口干，头晕目眩，舌苔薄白，脉弦。

治法：祛风化痰，活血通络。

方药：白僵蚕 10g，全蝎 6g，制南星 6g，蛇六谷 10g，蝉蜕 6g，柴胡 10g，枳实 10g，白芍 10g，青皮 10g，郁金 10g，丹参 15g。

临床常据病人气血阴阳之虚实，酌伍益气养血、滋阴润燥、温阳散寒之品，以增强祛风活络之效，制约风药之燥烈。

二、血瘀气滞

此证型多见于脑瘤中期，伴随疾病的进一步发展而来，血行瘀滞，经络不通，癌毒内侵，结为肿块。

症状：头部刺痛，痛有定处，甚则头痛欲裂，夜间痛甚，偶有烦躁不安或淡漠痴呆，舌有瘀斑，脉沉涩。

治法：活血化瘀，解毒散结。

方药：蛇六谷 10g，天葵子 10g，赤芍 10g，川芎 10g，桃仁 10g，红花 10g，白芷 6g，延胡索 12g。

活血化瘀必然会耗气动血，应用时可酌伍党参、黄芪、当归、白芍等补益气血药物，既能推动药物作用发挥，又能减少疲乏、腰脚酸困等不适感。

三、痰毒内结

此型亦为脑瘤中期的常见证型，痰浊内聚于脑，日久成积，与癌毒相搏结，居于颅内而成。

症状：头痛昏蒙，恶心，呕吐痰涎，或伴喉中痰鸣，身重倦怠，舌体胖大，苔白腻或黄腻，脉弦滑或滑数。

治法：化痰散结，扶正解毒。

方药：蛇六谷 10g，天葵子 10g，石菖蒲 12g，郁金 12g，枳实 12g，姜竹茹 12g，茯苓 15g，化橘红 12g，橘络 12g，生晒参 12g。

四、气血亏虚

此证型多见于脑瘤晚期，癌毒日久耗伤人体气血津液，致使气血津液亏虚。

症状：头晕心悸，头部空痛、隐痛不适，表情淡漠，沉默不语，反应迟钝，舌淡苔薄白或苔少，脉沉细或细弱。

治法：补益气血，养血安神。

方药：生晒参 12g，炙黄芪 15g，炒白术 12g，茯苓 12g，熟地黄 20g，当归 12g，炒白芍 12g，川芎 6g，炒酸枣仁 12g，陈皮 6g。

五、阴阳俱损

脑瘤终末期病人必然会出现阴阳虚损，最终阴阳离决的证候表现。

症状：神志萎靡，呼之难应或不应，四肢厥冷或手足心潮热，腰膝酸软，乏力盗汗，夜尿频多或失禁，嗽痰，或喉中痰鸣，舌红少苔，脉细数。

治法：阴阳双补，开窍化痰。

方药：熟地黄 20g，麦冬 12g，石斛 12g，五味子 5g，巴戟天 12g，肉苁蓉 12g，山茱萸 12g，肉桂 3g，制附子 3g，茯苓 12g，远志 6g，石菖蒲 6g。

需要注意的是，本证型出现的痰，与阳气衰惫、水津不化有关，而非贝母、半夏等所能化的痰湿，重点在于温阳化气行水。

第三节　医案举隅

案：周某，男，56 岁。外院诊断为"胶质瘤"，但因"血小板减少症"未行手术，为求中药保守治疗前来门诊。

刻下：面色苍白，疲惫乏力，语声低微，头部隐痛不适，夜间明显，反应迟钝，不欲饮食，大便溏薄。舌质淡暗，苔薄白，脉细弱。证属气阳不足，肾虚髓弱。治以益气温阳，补肾充髓，佐以化痰散瘀。

处方：生黄芪 30g，党参 15g，炒白术 12g，茯苓 12g，炙甘草 6g，法半夏 6g，化橘红 10g，橘络 10g，生山药 20g，制黄精 15g，女贞子 12g，菟丝子 10g，补骨脂 10g，巴戟天 10g，蛇六谷 10g，砂仁 3g，炒鸡内金 12g，炒谷芽 15g，炒麦芽 15g。7 剂，每日 1 剂，水煎 400mL 左右，分早晚 2 次，饭后 1 小时温服。

复诊：病人自感气力见长，胃纳改善，头痛有所减轻。后继以此方加减治疗，病情稳定。

按语："精、气、神"乃人之三宝，神驭精气，精气养神。病人久病，精气耗损，无以养神，临床所见，皆为颓惫之象，故急以扶正为先。所谓"纳谷者昌"，故以六君子汤为主方，健运后天；且"肾为胃关"，又兼髓弱之证，故添补肾填髓之品，以先天养后天。

周教授认为血小板减少与脾肾亏虚有关，脾虚则无力化生营血，肾虚则髓弱不能生血，故临床常常采用健脾益肾补血法。常用的健脾药物有生晒参、党参、黄芪、炒白术、茯苓、黄精等；益肾药物有淫羊藿、巴戟天、肉苁蓉、补骨脂、仙茅、肉桂、菟丝子、女贞子、旱莲草等；补血药物有熟地黄、当归、炒白芍、枸杞子、麦冬、红枣、赤小豆等。

案二：刘某，男，34 岁。外院诊断为"星型胶质细胞瘤"，予化疗（具体方案不详）

及伽马刀治疗 4 次，体有不适，为求中西医结合来门诊治疗。

刻下：头痛，头晕，时有恶心呕吐，身重倦怠，舌体胖大，苔白腻，脉弦细滑。证属痰浊内蕴，气机失调。治以涤痰化浊，条畅气机。

处方：姜竹茹 15g，姜半夏 12g，炒枳实 10g，茯苓 30g，化橘红 12g，橘络 12g，生白术 12g，生薏苡仁 30g，炒薏苡仁 30g，生晒参 12g，炙黄芪 20g，石菖蒲 12g，天麻 10g，白豆蔻 3g，砂仁 3g，炒鸡内金 10g，炒谷芽 30g，炒麦芽 30g。7 剂，每日 1 剂，水煎 300mL 左右，分早晚 2 次，饭后 1 小时温服。

复诊：病人诸证减轻，后继以此方加减用药，并结合化疗，化疗副反应明显减轻，病情稳定。

按语：痰性凝滞，最易阻滞气机，凝结于上则阻碍清阳之升，清不升则浊不降，故见呕恶。脾胃为生痰之源，是以从脾胃枢机入手，升脾之清阳，降胃之浊阴。重用茯苓既能清化痰涎，又能引气下行，亦有降低颅压之效。天麻具有升清阳的作用，此外鹿茸、鹿角片、荷梗、荷叶、葛根、柴胡、升麻等药亦有升清阳的作用，可依据不同的临床表现而选用。

第四节　用药点睛

一、蛇六谷

本品为天南星科魔芋属大型草本植物，为我国上海、浙江等地的地方用药。味辛，性温。具有化痰消积、解毒散结、行瘀止痛的功效。周教授常用其治疗头面部肿瘤以及具有痰瘀因素为病的肺癌、淋巴瘤、甲状腺癌等。本品有毒，常用量为 10g，需久煎。

二、天葵子

本品为毛茛科植物天葵的块根。主产我国江苏、湖南、湖北等地区。味甘苦，性寒。具有清热解毒、散结消肿、利尿的功效。周教授常用其治疗头面部肿瘤及泌尿系肿瘤。常用量为 10g。

三、黄精

黄精为百合科植物滇黄精、黄精或多花黄精的干燥根茎。主产于我国贵州、湖南、浙江、广西、河北、内蒙古、辽宁、山西等地区。味甘，性平。具有补中益气、润心肺、强筋骨的功效。《日华子本草》曰："补五劳七伤，助筋骨，止饥，耐寒暑，益脾胃，润心肺。"《本草纲目》曰："补诸虚，止寒热，填精髓，下三尸虫。"周教授倚其为强壮剂，用

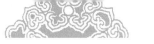

于填补气阴，并认为其具有滋养神经之效，常用其治疗神经性病变，比如血管神经性头痛、神经性耳鸣、喉返神经受损喑哑等。常用量为 15～30g。

四、天麻

本品为兰科植物天麻的块茎。主产于东北、华东、中南、西南、西藏等地区。具有息风止痉、平肝阳、祛风通络的功效。《本草汇言》曰："主头风，头痛，头晕虚旋，癫痫强痉，四肢挛急，语言不顺，一切中风，风痰。"与珍珠母、石决明、钩藤、夏枯草等合用治疗肝阳上亢所致头晕、头痛；与黄芪、党参、当归、枸杞、黄精等合用治疗气血不足所致头晕、目眩；与川乌、木瓜、菟丝子、肉苁蓉等合用治疗肝肾不足引起的筋骨麻木疼痛、阳痿等。起则头晕目眩（天旋地转）是应用天麻的重要指征。常用量为 10g。

第二章 眼肿瘤

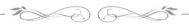

第一节 疾病概述

眼部肿瘤根据所发生的部位可以分为外眼部肿瘤（眼睑、眼眶等）和内眼部肿瘤（恶性黑色素瘤、视网膜母细胞瘤等）。中医学界认为眼肿瘤可归属于中医学的"眼胞翻花疮""眼胞菌毒""目疣"等病范畴。眼肿瘤具体发病机制未详，但可能与家族基因遗传、皮肤色素含量、居住生活环境、眼睛局部炎症、刺激等因素有关。在眼肿瘤的早期因无明显体征而导致临床不易觉察，可有眼睑赘生物、结节、斜视、视力不良、眼压增高、眼睑肿胀等症状，随着肿瘤增大，可出现瞳孔增大、睑结膜充血、眼周肿块等。而在中晚期肿瘤中可浸润邻近组织并向远处转移，进而出现转移部位的相应症状和体征，如骨转移、肝转移、肺转移等。对于眼肿瘤目前多采取外科手术、放疗、化疗等综合治疗手段。中医药与西医治疗可起协同作用，可减少手术、放化疗的副反应，提高机体抗病能力，在治疗与巩固疗效，促进、恢复机体功能中起到辅助作用，可有效改善病人生活质量。

第二节 辨证论治

"五脏六腑之精气皆上注于目"，且"诸脉者，皆属于目"，而"脉为血之府"，是以"目受血而能视"。可见眼睛的正常生理功能与人体的精、气、血有着密切的联系，而眼睛出现病理状态改变，亦与精、气、血等有着密切的联系。周教授认为精、气、血三者，以温润为常。若外伤于六淫，内伤于七情、房室，导致三者失其温润之正，而成其偏，或为燥，或为寒，或为热，燥则炼津化痰，寒则气血凝涩，热则灼络动血，寒、痰、瘀、热胶结阻于眼睛而发肿瘤。故周教授在治疗眼肿瘤时以调和精气血为本，以清热散瘀、温运化痰之法治标，拟经验方如下：

党参15g，茯苓12g，川石斛12g，肉苁蓉12g，菟丝子12g，生地黄12g，天门冬12g，白蒺藜12g，丹参12g，木贼12g，谷精草12g，天葵子12g，蛇六谷10g，化橘红10g，橘络10g，生薏苡仁30g，炒薏苡仁30g，炒谷芽15g，炒麦芽15g。

方中以党参、川石斛、肉苁蓉、菟丝子、生地黄、天门冬补益精气血；以白蒺藜、木贼、谷精草、丹参疏散眼部瘀热，且木贼有消疣之功；以天葵子、蛇六谷化痰散结；以茯苓、薏苡仁、稻麦芽、橘红、橘络健运中焦脾胃之气，以促清升浊降。诸药共举，标本兼治。

若眼部胀痛，可加茺蔚子、川牛膝、白茅根、琥珀、钩藤、夏枯草等以平肝潜阳，引血下行；若有失眠，可加磁石、琥珀、五味子等以镇心安神，敛阳入阴；若热象明显，可加金银花、连翘、蒲公英、白花蛇舌草、半枝莲、玄参、蜂房等以清热解毒；若气虚显著，可加生晒参、炙黄芪、山药等。

第三节　医案举隅

案一：葛某，女，68 岁，于 2011 年 9 月 15 日以"左眼视网膜恶性黑色素瘤术后 2 月，放疗后半月"为主诉来我院门诊。

刻下：左眼红肿、渗液，口干咽燥，手足心热，腰酸，耳鸣，夜寐欠安，小便黄，大便艰涩。舌红少苔，脉细数。证属精血亏虚，毒热壅滞之证。治以填精养血，清热解毒。

处方：生黄芪 30g，生地黄 20g，熟地黄 20g，天冬 15g，麦冬 15g，川石斛 12g，肉苁蓉 6g，桑寄生 30g，玄参 20g，忍冬藤 20g，连翘 12g，蜂房 6g，丹参 15g，天葵子 12g，蒲公英 30g，茯苓 15g，生薏苡仁 30g，炒薏苡仁 30g，化橘红 10g，橘络 10g，炒谷芽 15g，炒麦芽 15g，五味子 30g。7 剂，每日 1 剂，水煎 400mL 左右，分早晚 2 次，饭后 1 小时温服。

复诊：服药 7 剂后，病人口干、手足心热等较前好转，大便顺畅，左眼红肿、渗液减轻，继以前药服之，病情渐入稳途。

按语：观诸病人之证，阴精亏损为本，毒热为标，故以大队甘凉厚味重浊之品填补阴精，配少量肉苁蓉从阳补阴；以四妙勇安、蜂房、天葵子荡毒清热；并配伍健运中枢之品，以促药物吸收，避免寒凉滋腻碍胃。热不独伤阴，亦能耗气，故配伍黄芪以益气清热解毒，且生黄芪为疮家圣药，可托里生肌，促进局部红肿、渗液消退。

案二：李某，男，52 岁，2013 年 06 月 26 日初诊。以"左眼癌术后半年，失眠 2 月余"为主诉。曾服用"阿普唑仑片""氯硝西泮片"等药物，服药后能入睡，但噩梦频作，苦不堪言。

刻下：精神倦怠，心烦，入睡困难，眠则噩梦，易惊醒，纳差，二便正常。舌质红，尖有芒刺，苔黄厚腻，脉弦数。证属湿热内蕴，心肾不交。治以清化湿热，交通心肾。

处方：广藿香 10g，青蒿 10g，石菖蒲 10g，草豆蔻 10g，大豆黄卷 10g，淡竹茹 15g，黄连 3g，川石斛 15g，麦冬 15g，琥珀 6g，生磁石 30g，焦神曲 30g，法半夏 10g，生薏苡仁 30g，炒薏苡仁 30g，化橘红 10g，橘络 10g，炒麦芽 30g，炒谷芽 30g。7 剂，每日 1 剂，水煎 400mL，分早晚两次饭后 30 分钟温服。

复诊：胃纳改善，心烦已明显减轻，可自然入睡，但仍易惊醒，时有噩梦，舌质红，苔黄腻，脉弦数。守前方，加珍珠母 30g，继服 7 剂。三诊时，诉夜寐已安，续以上方 7 剂巩固之。后坚持门诊治疗，病情稳定。

按语：本例为眼癌术后病人，邪气虽已去大半，然体质未变，体内湿热胶着成势。湿热之邪久聚而不散，则上扰心神，下伤肾水，使水火不相济，故而失眠、多梦。故方中以广藿香、青蒿、石菖蒲、草豆蔻、大豆黄卷清化体内湿热，以竹茹、黄连清心火，以麦冬、川石斛滋养心肾之阴血，以琥珀、磁石镇摄浮阳，以半夏、薏苡仁、麦芽、稻芽、橘红、橘络健运中焦脾胃，以运中枢之机。方取黄连阿胶汤、磁朱丸意，灵活化裁，故收良效。草豆蔻功擅燥湿化浊，治疗舌苔黄厚腻有速效，潘国贤医师曾形容其为"刮地皮"。

周教授认为肿瘤病人出现失眠多梦，多与恐惧、担忧疾病所致，正所谓"忧愁思虑则伤心"。心中阴血暗耗，则体内营血不足，是故夜间卫阳入内而阳无所恋，复浮于外，形成阳不入阴、阴阳不交，而魂魄妄行的病理状态，故而出现失眠、多梦。正如《灵枢·大惑论》所言："卫气不得入于阴，常留于阳，留于阳则阳气满，阳气满则阳跷盛，不得入于阴则阴气虚，故目不瞑矣。"故治疗本病以沟通阴阳、交通心肾为主。然心理疏导亦为重要一端，不可忽视之。要"数问其情以从其意，告之以其败，语之以其善，导之以其所便，开之以其所苦。"以免"精神不进，志意不治"。

第四节　用药点睛

一、五味子

本品为木兰科植物五味子的果实。主产东北地区。味酸甘性温。具有收敛固涩、益气生津、补肾宁心的功效。周教授常用其与党参、麦冬相伍治疗心悸；大剂量 30g 治疗失眠；并用其降低转氨酶。另外临床发现嚼服顿服本品具有止呃之效，具体机制待考。常用量为 1～30g。

二、琥珀

本品为古代松科植物的树脂埋藏于地下经久凝结而成的碳氢化合物。主产辽宁、河南、广西、贵州、云南等省。味甘性平。具有镇惊安神、散瘀止血、利水通淋、去翳明目的功效。周教授常用其治疗失眠、多梦，常与磁石、五味子联用；与刘寄奴、蝼蛄同用治疗前列腺炎、前列腺增生。常用量为 6～10g，水煎服。

第三章　鼻咽癌

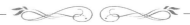

第一节　疾病概述

　　鼻咽癌是原发于鼻咽上皮细胞的肿瘤，在我国的发病存在着明显的地域性差别，南粤地区发病率最高。中医学界认为鼻咽癌可归属于中医的"颃嗓岩""上石疽""鼻渊""控脑砂"等病范畴。鼻咽癌具体发病机制未明，但已明确与家族基因遗传、病毒（尤其 EB 病毒）感染、吸烟、环境污染等因素有关。鼻咽癌起病隐匿，病人 5 年生存率较低。在临床上，鼻咽癌病人常表现出如下症状：回缩性血涕、单侧性耳鸣、听力减退、耳内闭塞感等。若病人出现不明原因的颈淋巴结肿大、面部麻木、复视、伸舌偏斜、舌肌萎缩、头痛等症状时，都应考虑到本病的可能。鼻咽癌对于射线较为敏感，故在主流的治疗方案中，常以放疗为主，依据病理分型辅以手术、化疗、免疫治疗等治疗手段。中医药与西医治疗可起协同作用，可减少手术、放化疗副反应，提高机体抗病能力，在治疗与巩固疗效，促进、恢复机体功能中起到辅助作用，可有效改善病人生活质量。

第二节　辨证论治

　　周教授认为鼻咽为肺胃之门户，肺气不宣，肝胃热升，上焦热盛，气郁化火，炼液为痰，灼血为瘀，痰瘀搏结阻于络脉，是鼻咽癌发病的主要病因病机。其治疗本病时，十分重视清热解毒、化痰消瘀散结之法。具体分以下证型论治：

一、肺热壅盛

此证型临床上多见于鼻咽癌早期。

刻下：口干，咽喉肿痛，鼻塞，流黄涕，舌红，苔白或黄，脉数。

治法：宣肺清热，消肿散结。

方药：天葵子 12g，猫爪草 12g，猫人参 12g，夏枯草 12g，天花粉 12g，法半夏 10g，黄芩 12g，射干 12g，连翘 12g，薄荷 10g，蜂房 6g，生薏苡仁 30g。

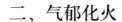

二、气郁化火

此证型可见于鼻咽癌发病的各个周期，特别是淋巴结转移者多见。

症状：精神抑郁低落，情绪不宁，烦躁易怒，胁肋疼痛，胸胁胀闷，脘痞嗳气，不思饮食，大便不调，舌质红，苔薄腻，脉弦。

治法：清肝散火，解郁行气。

方药：炒丹皮 10g，焦栀子 10g，青皮 10g，陈皮 10g，赤芍 10g，瓜蒌皮 15g，生枳壳 12g，柴胡 10g，天葵子 12g，生薏苡仁 30g。

三、毒热内蕴

此证型多见于鼻咽癌中期，或行放疗者。

症状：偏头痛，鼻塞伴鼻衄，口腔溃烂疼痛，尿黄便干，舌质红或紫红，苔薄黄或黄腻，脉数。

治法：泻火解毒，消肿散结。

方药：天葵子 12g，猫爪草 12g，白花蛇舌草 15g，半枝莲 15g，生地黄 15g，天门冬 15g，赤芍 12g，牡丹皮 12g，水牛角 30g，蜂房 6g，地龙 6g，丝瓜络 10g

四、痰瘀结聚

此证型可见于鼻咽癌各个发展期，尤以淋巴结转移、压迫神经时表现明显。

症状：鼻塞，流浊涕，面部麻木，头痛，复视，胸闷，舌质淡暗或有瘀斑，苔白腻，脉弦滑或涩。

治法：化痰消瘀，通络散结。

方药：蛇六谷 10g，天葵子 12g，法半夏 12g，猪苓 12g，茯苓 12g，化橘红 12g，橘络 12g，鱼脑石 12g，丝瓜络 12g，王不留行 12g，蜂房 6g，炒薏苡仁 30g，生薏苡仁 30g

五、气血双亏

此证型多见于鼻咽癌后期，或屡行放化疗者。

症状：面色苍白或萎黄，语声低微，气短乏力，纳少，舌质淡，苔薄白，脉细。

治法：补益气血，扶正抗癌。

方药：黄芪 30g，生晒参 12g，炒白术 12g，茯苓 12g，甘草 6g，黄精 20g，当归 12g，炒白芍 12g，川芎 6g，化橘红 10g，橘络 10g，灵芝 30g，女贞子 12g，炒谷芽 20g，炒麦芽 20g

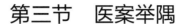

第三节　医案举隅

案一： 江某，男，62 岁。经外院诊断为"鼻咽癌"，病理为"鼻咽部低分化鳞癌"。1 个月前行放疗后，体有不适，遂来求诊。

刻下：咽干，咽痛，口腔溃疡，进食困难，面颊皮肤发红且有灼烧感，大便偏干，1 周未行大便。舌质红苔光，脉细。证属热毒伤阴，肺胃津伤。治以清热降火，养阴生津。

处方：生地黄 15g，熟地黄 15g，天门冬 15g，麦冬 15g，玄参 15g，川石斛 15g，天葵子 12g，灵芝 30g，黄芪 20g，女贞子 12g，生蒲黄 15g，生白芍 12g，生枳壳 12g，炒牛蒡子 12g，丹参 12g，砂仁 3g，炒鸡内金 12g，炒麦芽 20g，炒谷芽 20g。7 剂，每日 1 剂，水煎 400mL 左右，分早晚 2 次，饭后 1 小时温服。

复诊：病人感诸证减轻，但大便仍有不畅，于前方继加火麻仁 12g，肉苁蓉 12g。三诊时大便如常，后继以此方加减出入，病情稳定。

按语： 放疗系火热之邪，易于耗气损津，故以养阴益气为主方。方中炒牛蒡子为咽痛要药，生蒲黄为口腔溃疡而设。滋阴同时配伍枳壳、砂仁等理气灵动之品，一则促进胃肠蠕动，有助排便，二则帮助宣散津液敷布全身，滋养百骸。

案二： 李某，女，48 岁。于当地医院确诊"鼻咽癌伴淋巴结转移"，并行放疗 6 次，化疗 4 次。

刻下：精神差，面色苍白，头晕乏力，纳差，时有恶心呕吐，大便呈羊屎状，数天一次。舌质淡，苔薄白，脉细。证属脾肾不足，气血双亏。治以健脾补肾，益气养血。

处方：生黄芪 30g，生晒参 12g，炒白术 12g，茯苓 12g，当归 12g，生白芍 12g，熟地黄 15g，肉苁蓉 30g，姜半夏 10g，陈皮 10g，砂仁 3g，炒枳壳 10g，炒鸡内金 10g，炒谷芽 30g，炒麦芽 30g。7 剂，每日 1 剂，水煎 400mL 左右，分早晚 2 次，饭后 1 小时温服。并嘱暂停放化疗。

复诊：病人感恶心、呕吐有所好转，大便通畅，但仍觉食欲不振，继以上方调治。后病人症状逐渐改善，病情稳定。

按语： 本例病人已行多次放化疗周期，正气已伤，故亟施以扶正固本之剂，大补脾肾之气，赞育先后天，是以挽回颓势，使病有转机。"养正积自除也！"西医学中的放疗、化疗有时是肿瘤疾患的有效治疗手段，但这些方式不仅会杀死癌细胞，而且会损伤正常细胞、组织，诱发一系列副反应。故在治疗时应量体裁衣、相机而动，切莫为了化疗而化疗，以免导致正气颓败。中药治疗也一样，切莫盲目堆砌抗癌药，而是要辨证论治。

案三： 何某，男，56 岁，2016 年 12 月 25 日初诊。以"确诊鼻咽癌 1 年余，放疗后 1 个月，牙痛 10 天"为主诉。

刻下：左侧鼻塞，口干，牙痛，牙齿松动感明显，咬合时加重，苦于进食，大便艰涩，小便短赤，夜寐欠安。舌绛无苔，脉细数。证属热毒伤阴，虚阳外浮。治以清热解毒，滋阴纳阳。

处方：生地黄20g，熟地黄20g，玄参15g，天门冬15g，麦门冬15g，天葵子12g，三叶青12g，半枝莲15g，白花蛇舌草15g，生石膏30g，怀牛膝12g，骨碎补12g，决明子30g，炒鸡内金20g，炒麦芽15g，炒谷芽15g，焦山楂15g。4剂，每日1剂，水煎，分早晚两次饭后30分钟温服。

复诊：口干缓解，大便已畅，牙痛较前已明显减轻，鼻塞同前。舌绛无苔，脉细数。原方去决明子，继服5剂。三诊时，牙痛已愈。后坚持门诊治疗，病情稳定。

按语：放疗后牙痛是头面部肿瘤病人常见的放疗并发症之一。周教授认为本症为虚实夹杂之证，其病因病机有二：一则是放疗之法极为峻热，能够耗损人体真阴，真阴受损，肾中真阳无所依附，则虚阳外浮于骨之余；二是在行放射疗法后，牙龈、牙髓等局部细胞组织受热坏死形成瘀血，阻于局部脉络，不通则痛，瘀而化热，热胜则现肿痛。故在临床上常用味厚质重的熟地黄，滋培肾水，填补真阴，以招浮阳收摄之；用怀牛膝补肾填精，并引气血下行，降外越之浮阳，导龙入海；因手足阳明经络于上下牙龈，用能够入阳明经的生石膏以清实热；骨碎补入足少阴肾经，能入骨，而齿为骨之余，故能治齿，且骨碎补具有破血、蚀烂肉的功效，能够消散牙龈、牙髓局部之瘀血。四药相合，共奏补消之功。

第四节　用药点睛

一、牛蒡子

本品为菊科植物牛蒡的成熟果实。各地均有生产。味苦辛性寒。

具有疏散风热、宣肺利咽、解毒透疹、消肿疗疮的功效。《本草经疏》曰："恶实，为散风除热解毒之要药。辛能散结，苦能泄热，热结散则脏气清明，故明目而补中。风之所伤，卫气必壅，壅则发热，辛凉解散则表气和，风无所留矣。牛蒡子主风毒肿诸痿；主润肺、散结气、利咽膈、去皮肤风、通十二经络者，悉此意耳。故用以治瘾疹、痘疮，尤获奇验。"周教授认为牛蒡子治疗热性咽痛有速效；因其能通行十二经，能够通营卫，亦用于治疗痛风及热痹，常与忍冬藤、防己、络石藤联用。常用量为10～30g。

二、蒲黄

本品为香蒲科植物水烛香蒲、东方香蒲或同属植物的干燥花粉。主产于浙江、江苏、安徽、湖北、山东等地。味甘，性平。具有止血、祛瘀、利尿的功效。周教授常用其治疗口腔溃疡、口唇疮口不收；蒲黄炭用于月经淋漓不止；生蒲黄空腹冲服，可疗痔疮，配伍黄芪、升麻效果更佳；外用止血效佳。常用量为10～30g。

三、鱼脑石

本品为石首鱼科动物大黄鱼或小黄鱼头骨中的耳石。主产于我国沿海地区。味甘咸，性寒。具有利尿通淋、清热解毒的功效。周教授常用其配伍藿香、胆南星、青蒿治疗鼻渊、中耳炎；配鹿角霜、炒白术、炒山药、土茯苓等治疗白带增多；配石韦、金钱草、海金沙等治疗泌尿系结石。常用量为10～30g。

四、猫人参

本品为猕猴桃科植物对萼猕猴桃的根。主产安徽、浙江、江西、湖北、湖南等地。味苦涩，性凉。具有清热解毒、消肿散结的功效。周教授常用其治疗各类夹杂热证的肿瘤。常用量为12～30g。

五、露蜂房

本品为胡蜂科昆虫黄星长脚黄蜂或多种近缘昆虫的巢。全国各地均产。味微甘，性平，有小毒。具有祛风止痛、攻毒消肿、杀虫止痒的功效。周教授常用其治疗红肿热痛病证，比如牙痛、热性痤疮、鼻渊等。且露蜂房具有兴阳起痿之功，更适用于湿热瘀毒导致的阳痿。常用量为6g。

第四章　唇　癌

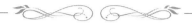

第一节　疾病概述

　　唇癌是口腔恶性肿瘤中比较常见的一种恶性肿瘤，多见于 50 岁以上男性，年轻者少见，男女比例大致为 7∶1。中医学界认为唇癌可归属中医的"茧唇""唇菌"等病范畴。唇癌具体发病机制未详，但可能与烟酒不良嗜好、紫外线与电离辐射、慢性刺激与损伤、机体免疫状态、长期嚼食槟榔以及非特异感染等因素协同作用有关。唇癌早期可无明显临床症状，或可见唇周皲裂、角化增生、白斑等表现，随着病情的发展，而逐渐出现局部肿块溃烂、坏死等症。本病多由周围组织扩散浸润，可经淋巴结转移至颈部、颌下、颏下淋巴结，而经血行转移的靶器官为肺。目前，唇癌的治疗多采用手术、化疗、放疗等进行综合治疗。中医药与西医治疗可起协同作用，可减少手术、放化疗副反应，提高机体抗病能力，在治疗与巩固疗效，促进、恢复机体功能中起到辅助作用，可有效改善病人生活质量。

第二节　辨证论治

　　脾气开于口，其华在唇，唇为脾之外候。另一方面，唇为飞门，以开阖为用，而肾司开阖。可见外在之口唇与内在之脾肾有着密切的联系，特别是与脾胃郁火积热、肾阴亏虚有关。周教授认为脾胃郁火积热与素嗜烟酒、油煎炙煿、辛辣厚味有关，特别是近来宵夜成风，食未消而入眠，从而导致积热郁火丛生；肾阴亏虚则在于嗜欲无节、凤寐夜兴，阴虚则生内热。是以虚火、实热抟结，上扰于唇，灼液为痰，炼血为瘀，而成痰、瘀、火、毒胶结之势，唇癌由生。故治疗上以健脾滋肾、清热解毒、消散痰瘀为大法，周教授经验方如下：

　　太子参 15g，川石斛 30g，生地黄 15g，天门冬 15g，女贞子 15g，制黄精 15g，天葵子 12g，三叶青 12g，茯苓 12g，猪苓 12g，炒薏苡仁 30g，生薏苡仁 30g，化橘红 10g，橘络 10g，炒谷芽 30g，炒麦芽 30g，荷叶 12g。

　　方中以太子参、川石斛、生地黄、天门冬、女贞子、制黄精健脾滋肾，所谓滋阴即为清热，其中川石斛可滋养五脏阴液，且能散瘀解毒、清降胃火，故重用之；辅以天葵子、三叶青清热解毒、化痰消瘀散结；并配甘淡渗利、健运脾胃之品，促进药物吸收的同时，又能助脾胃升降之机。是以阴液上达以济焚，浊火下降而毒消。

若热毒壅盛，可加生大黄、黄连、天花粉、生石膏等泻火解毒之品；若局部溃烂、流脓，可加生黄芪、白芷、皂刺、白及、金银花、连翘等排脓生肌，并可外用黄柏、鼠妇、冰片研粉外敷以敛疮生肌；若气虚明显，可加生晒参、黄芪、党参等；若见阳虚证候，则减苦寒之品，相应加入炮姜、肉苁蓉、巴戟天等温药。

第三节 医案举隅

案：庞某，男，87岁，于2012年7月12日因"确诊唇癌1个月"来我院门诊。

刻下：下口唇左侧可见黄豆大结节，色红、质硬、疼痛，触之加重，口渴，小便黄赤，便秘。舌红苔黄而燥，脉弦数。素嗜自制卷烟50余年，且嗜酒。证属阴虚火旺，毒滞血瘀。治以滋阴清热，解毒化瘀。

处方：太子参15g，玄参20g，天冬15g，生地黄15g，川石斛30g，女贞子15g，天葵子12g，三叶青12g，牡丹皮10g，鼠妇6g，丹参15g，半枝莲15g，白花蛇舌草15g，化橘红10g，橘络10g，炒谷芽30g，炒麦芽30g，生大黄6g（后下）。7剂，每日1剂，水煎400mL左右，分早晚2次，饭后1小时温服。另服西黄胶囊，每次2粒，每天3次。

复诊：口渴减轻，大便已行，结节仍有疼痛，仍以前方去生大黄继服。后症状逐渐减轻，追访2年后逝世。

按语：浓烟烈酒虽熏灼终日，但亦入耄耋之年，可见其乃素体阳盛之躯，病多从阳化，观之诸证，阴虚热结确然。遂仿增液承气之意，施滋阴润下之法，并辅以天葵子、三叶青、牡丹皮、丹参散结消肿止痛，并加服西黄胶囊以增清热解毒、消肿止痛之功。方中鼠妇可化寒热瘀积，亦可镇痛，治疗口腔、咽喉疾患有良效。

第四节 用药点睛

一、三叶青

本品为葡萄科崖爬藤属植物三叶青的块根或全草。主产于我国浙江、江西、福建、湖北、湖南、广东、四川等地区。味微苦，性平。具有清热解毒、祛风化痰、活血止痛的功效。周教授常用其治疗偏痰热瘀结的肿瘤，如肺癌、舌癌、鼻咽癌等；常用其治疗痰热咳嗽、淋巴结肿大等。常用量为12g，或3g研粉冲服。

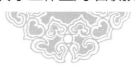
二、鼠妇

本品为鼠妇科动物平甲虫的干燥全体。全国各地均产。味酸咸，性凉。具有破瘀消癥、通经利水、解毒止痛的功效。《神农本草经》曰："主气癃不得小便，妇人月闭血瘕，痛、痓、寒热，利水道。"《本草求原》曰："主寒热瘀积，湿痰，喉症，惊痫，血病，喘急。"周教授常用其治疗实体性肿瘤、五官部肿瘤，比如喉癌、唇癌、舌癌、肝癌、食管癌；配伍香茶菜、延胡索治疗热性癌痛；配伍射干、炙鳖甲、凌霄花治疗声带息肉、结节；配伍蝼蛄、蟋蟀、车前子治疗前列腺肥大增生；研粉外用可止痛敛疮。常用量为6g。

三、石斛

本品为兰科植物金钗石斛、美花石斛、铁皮石斛、束花石斛、马鞭石斛的茎。味甘，性微寒。具有生津益胃、滋阴清热、润肺益肾、明目强腰的功效。《神农本草经》曰："主伤中，除痹，下气，补五脏虚劳赢瘦，强阴，久服厚肠胃。"《药性论》曰："益气除热。主治男子腰脚软弱，健阳，逐皮肌风痹，骨中久冷，虚损，补肾积精，腰痛，养肾气，益力。"周教授认为石斛具有滋补五脏阴液的功效，常用于津液缺乏之证，尤宜是对于放疗后病人，常与天门冬、麦冬、玄参等相配。另外，周教授认为川石斛具有和胃降逆清浊的功效，常与荷叶、蚕沙等相配，用于湿热浊毒内蕴，而无滋腻滞邪之弊。常用量为12～30g。

第五章 舌 癌

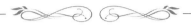

第一节 疾病概述

舌癌是口腔颌面部常见的恶性肿瘤，男性发病率明显高于女性，以鳞状细胞癌多见。中医学界认为该病可归属中医的"舌菌""舌岩""舌疳"等病范畴。舌癌具体发病机制未详，但可能与家族基因遗传、烟酒或嚼槟榔、化学毒物接触、局部炎症刺激或损伤、射线暴露、精神心理等因素有关。舌癌多发生于舌缘，其次在舌尖、舌根，常表现为溃疡、白斑、局部浸润性赘生物等，可出现舌运动受限、吞咽困难、疼痛等。目前，舌癌多采取以手术为主，放疗、化疗为辅的综合治疗方法。中医药与西医治疗可起协同作用，可减少手术、放化疗副反应，提高机体抗病能力，在治疗与巩固疗效，促进、恢复机体功能中起到辅助作用，可有效改善病人生活质量。

第二节 辨证论治

心开窍于舌，舌为心之苗，心为火脏，舌为心之兆，故周教授在临床上多从"火"论治舌癌。周教授认为七情皆可动心，情志不遂、心绪烦张皆可化火；恣食辛辣厚味、贪饮嗜烟，舌受熏灼，火毒内生；嗜欲无穷，熬夜逞雄，虚火内生。三火同炬，上炎舌体，灼津成痰，炼血为瘀，阻塞经络，痰瘀火结而发本病，遂拟定下方以滋阴清热，活血化痰散结。

玄参 15g，太子参 15g，生地黄 15g，天冬 15g，三叶青 12g，天葵子 12g，丹参 15g，半枝莲 15g，白花蛇舌草 15g，茯苓 12g，猪苓 12g，生薏苡仁 30g，炒薏苡仁 30g，化橘红 12g，橘络 12g，炒谷芽 15g，炒麦芽 15g。

方中以玄参、太子参、生地黄、天冬滋养阴液，固本培元，其中玄参不仅能够清热解毒，而且又能上泻无根之火，下通肠胃热结，故倚之为君；以三叶青、天葵子、丹参、白花蛇舌草、半枝莲清热解毒、活血化痰散结；以茯苓、猪苓、薏苡仁、橘红络、稻芽、麦芽健运脾胃，防止滋腻难散，碍胃吸收。

若气郁明显者，可加郁金、合欢花、旋覆花等理气解郁；若瘀血证候明显者，可加大丹参用量，并可配伍鼠妇、鳖甲、凌霄花等清热散瘀药；有疼痛者，可加重玄参用量，并可加络石藤、鼠妇、常春藤、鸡屎藤等以清热散瘀止痛，或加黄连、水牛角等药，以“诸痛痒疮，皆属于心”之故；若出现阴阳两衰，则减甘寒、寒凉药物用量，并配伍肉苁蓉、鹿角片、菟丝子、沙苑子等。

第三节　医案举隅

案：冯某，男，67岁，2013年2月22日初诊。5个月前确诊舌癌，现已行局部放疗及5–Fu联合顺铂化疗6个周期。

刻下：面黄暗，乏力，声嘶，咽痛，吞咽时加重，口干，纳差，小便短赤，大便干燥难行，舌绛无苔，有裂纹、瘀斑，可见2个溃疡面，脉弦细数。证属阴亏火旺，毒热瘀结。治以滋阴降火，清热解毒，消瘀散结。

处方：太子参30g，玄参30g，丹参15g，生地黄15g，熟地黄15g，天冬15g，麦冬15g，三叶青12g，天葵子12g，射干12g，炒牛蒡子12g，生蒲黄12g，牡丹皮10g，半枝莲15g，白花蛇舌草15g，化橘红10g，橘络10g，茯苓12g，猪苓12g，炒薏苡仁30g，生薏苡仁30g，炒谷芽30g，炒麦芽30g。7剂，每日1剂，水煎400mL左右，分早晚2次，饭后1小时温服。另服西黄胶囊，每次3g，每天2次。

复诊：大便干燥好转，余证亦有减轻，继守上方。后随证加减用药，病情稳定。

按语：放化疗之于病人，或耗损阳气，或耗损阴液，因体质之不同而表现出不同证候，本例病人则以阴液耗损为主要表现。阴液耗损则凉润有失，上不能滋养喉舌则虚火上炎，下不能濡润肠道则实热下壅，虚实相抟，是以有口干、咽痛、便秘之痛楚，遂行阳病治阴之法，滋阴救焚。

第四节　用药点睛

一、玄参

本品为玄参科植物玄参及北玄参的根。主产于东北、华东、华南、西南等地区。味微甘苦咸，性寒。具有清热凉血、滋阴降火、解毒散结的功效。《药品化义》曰：“戴人谓肾本寒，虚则热。如纵欲耗精，真阴亏损，致虚火上炎，以玄参滋阴抑火。凡头疼、热毒、耳鸣、咽痛、喉风、瘰疬、伤寒阳毒、心下懊侬，皆无根浮游之火为患，此有清上彻下之功。凡治肾虚，大有分别，肾之经虚则寒而湿，宜温补之；肾之脏虚则热而燥，宜凉补之；独此凉润滋肾，功胜知、柏，特为肾脏君药。”常用其配伍生地黄、麦冬、天冬等治疗阴液亏虚之证；配伍猫爪草、夏枯草、橘核、浙贝母等治疗淋巴结肿大；配伍牛蒡子、金银花、连翘、黄芩、桔梗、甘草治疗久治不愈的咽痛；配伍忍冬藤、当归、蒲公英治疗静脉炎。常用量为 15～60g。

二、天冬

本品为百合科植物天冬的干燥块根。主产我国中部、西北、长江流域及南方各地。味甘、苦，性寒。具有养阴生津、润肺清心的功效。《神农本草经》曰："主诸暴风湿偏痹，强骨髓，杀三虫，去伏尸，保定肺气，去寒热，养肌肤，益气力，利小便，冷而能补。"常用其治疗阴液亏虚之证，特别是放疗后的肿瘤病人。而且周教授认为天冬亦有清热化痰散结的作用，与猫爪草、浙贝母、夏枯草等联用可治疗甲状腺结节、乳腺结节、肺结节等。与土茯苓、忍冬藤、水牛角、南沙参等合用可治疗牛皮癣属血热燥结者。常用量为 12～30g。

三、西黄胶囊

本方出自《外科全生集》，由牛黄、麝香、乳香、没药组成。具有解毒散结、清热止痛的功效。王洪绪将本方适用于治乳岩、横痃、瘰疬、痰核、流注、肺痈、小肠痈等症。现代药理研究证实本品具有一定的抗癌效应。周教授主要将其运用于各类具有痰热瘀结征象的肿瘤病人。

第六章 喉 癌

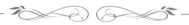

第一节 疾病概述

　　喉癌是头颈部常见的恶性肿瘤之一，分原发性和继发性两种，其中原发性的以鳞状细胞癌最为常见。中医学界认为喉癌相当于中医"喉菌""喉百叶""喉疳"等病范畴。喉癌的发病可能与吸烟、饮酒、大气污染、职业暴露等因素有关。喉癌的症状主要有声音嘶哑、呼吸困难、咳嗽、吞咽困难等。目前，手术治疗、放疗、化疗等多种联合治疗方案可明显提高喉癌病人的 5 年生存率，可最大限度地保留喉的发声功能。中医药与西医治疗可起协同作用，可减少手术、放化疗副反应，提高机体抗病能力，在治疗与巩固疗效，促进、恢复机体功能中起到辅助作用，可有效改善病人生活质量。

第二节 辨证论治

　　喉为经脉循行之要冲，十二经脉中除手厥阴心包经、足太阳膀胱经外，其余经脉均直接或间接抵达或旁经喉咙，督脉、任脉、冲脉等奇经亦循行于咽喉。如足阳明胃经支"循咽喉"，足太阴脾经"上膈挟咽"，手太阴经别"循喉咙"。故周教授在临床上以此立论，以肺、胃、肝、肾四个脏腑、经脉络别为基点，探讨喉癌的病因病机及治疗。其认为肝气郁滞是形成喉癌的重要机制，气滞则血瘀，气滞则津阻成痰，痰瘀胶结化热是喉癌的病理状态。

一、肺胃积热

　　症状：声音嘶哑，咽喉肿痛，喉部异物感，吞咽不利，咳嗽，咳痰，痰中带血，小便黄赤，大便坚涩，舌绛或红，苔黄，脉滑数。

　　治法：清热降火，散结利咽。

　　方药：山豆根 6g，三叶青 12g，射干 12g，猫爪草 12g，黄芩 12g，连翘 12g，浙贝母 12g，玄参 15g，生薏苡仁 30g，半枝莲 15g，白花蛇舌草 15g，蒲公英 30g。

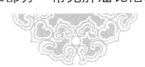

二、肝气郁结

症状：喉部不适，有异物感，或有黏痰，声音嘶哑，口苦咽干，吞咽不利，头晕目眩，胸胁胀痛，舌质淡红，苔薄黄，脉弦。

治法：疏肝解郁，理气利咽。

方药：牡丹皮10g，郁金10g，射干12g，青皮10g，陈皮10g，茯苓15g，猪苓15g，连翘12g，浙贝母12g，薄荷10g，山豆根6g，生薏苡仁30g。

三、肾虚内热

症状：声哑失音，喉部溃烂作痛，纳减，痛连耳窍，耳鸣，五心烦热，盗汗，腰酸，舌质红或淡红，乏苔，脉沉细数。

治法：滋阴清热，解毒散结。

方药：熟地黄15g，麦冬15g，生地黄15g，天冬15g，玄参15g，山豆根6g，三叶青12g，射干12g，茯苓15g，猪苓15g，炒谷芽20g，炒麦芽20g。

第三节　医案举隅

案一：王某，男，61岁，2017年5月15日初诊。病人因声音嘶哑半年，经外院检查确诊为声门型喉癌，遂行手术切除治疗，未遵医嘱放化疗。术后5个月，声音仍嘶哑，语声低。喉镜复检示声门处有肉芽样肿物1个，疑为复发病灶。喉部CT示声门部肿块伴颈部淋巴结肿大，考虑肿瘤复发转移。

刻下：声音嘶哑，咽喉肿痛，喉部异物感，吞咽不利，咳嗽咳黄痰，小便黄赤，大便秘结，舌红，苔黄，脉洪数。证属肺胃积热，痰火毒聚。治以清热化痰，解毒散结。

处方：三叶青12g，山豆根6g，全瓜蒌30g，竹沥半夏10g，黄芩12g，玄参12g，射干12g，浙贝母12g，连翘15g，半枝莲15g，白花蛇舌草15g，蒲公英30g，生大黄6g，猪苓12g，茯苓12g，橘络10g，生薏苡仁30g，炒麦芽30g，炒谷芽30g。7剂，每日1剂，水煎400mL左右，分早晚2次，饭后1小时温服。

复诊：病人诸证均减，继以前方加减施治，后结合放疗，病情稳定。

案二：胡某，男，64岁，退休工人，2006年5月4日初诊。病人因声音嘶哑2年，经外院检查确诊为喉癌，即行手术切除治疗及术后放化疗。术后2年复发，再次行手术及化疗。

刻下：声低，音嘶哑，口干，咽痛耳痛，倦乏，手足心热，舌红，少苔，脉沉数。证属肾阴亏虚，热毒内蕴。治以滋阴降火，解毒散结。

处方：炙鳖甲 30g，生地黄 15g，天冬 15g，熟地黄 15g，麦冬 15g，玄参 15g，三叶青 12g，山豆根 6g，射干 12g，半枝莲 15g，白花蛇舌草 15g，蒲公英 30g，连翘 15g，灵芝 30g，女贞子 15g，猪苓 12g，茯苓 12g，炒谷芽 20g，炒麦芽 20g。7 剂，每日 1 剂，水煎 400mL 左右，分早晚 2 次，饭后 1 小时温服。

复诊：咽痛、口干较前减轻，继以前方调治，暂停放化疗，病情稳定。

按语： 喉癌多热证，诚经验之谈，上述二案可窥一二。周教授认为喉癌之热，除却放疗等外热因素外，更多地源于病人之郁火，因其欲语不得言，心情烦躁所致，故常取连翘以清解心肝郁火。三叶青、山豆根、射干为喉癌要药，既能清热解毒、化痰散结，又能利咽止痛。

第四节　用药点睛

一、山豆根

本品为豆科植物越南槐的干燥根及根茎。主产两广地区。味苦性寒。具有清火解毒、消肿止痛的功效，尤利咽喉。常用其治疗鼻咽癌、喉癌、咽喉肿痛，多与射干、桔梗、牛蒡子联用。常用量为 6g，有小毒，不宜大量应用。

二、射干

本品为鸢尾科植物射干的根茎。全国各地均产。味苦性寒。具有清热解毒、祛痰利咽、消瘀散结的功效。《神农本草经》曰："主咳逆上气，喉痹咽痛，不得消息，散结气，腹中邪逆，食饮大热。"《日华子本草》曰："消痰，破癥结，胸膈满，腹胀，气喘，疬癖，开胃下食，消肿毒，镇肝明目。"常用其治疗咽喉疾患，与牛蒡子、连翘合用治疗咽喉肿痛；与马勃、通草、浙贝母、绿萼梅等合用治疗梅核气、慢性咽炎；与麻黄、浙贝母、连翘等合用治疗痰喘。常用量为 12g。

三、鳖甲

本品为鳖科动物中华鳖及山瑞鳖的背甲。全国各地均产，南部地区尤多。味咸，性寒。具有滋阴清热、潜阳息风、软坚散结的功效。《神农本草经》曰："主心腹癥瘕坚积、寒热，去痞、息肉、阴蚀，痔、恶肉。"周教授认为鳖甲重在清热消散瘀结，常仿鳖甲煎丸之法，用于治疗喉癌、甲状腺结节、甲状腺癌、肝癌、肝硬化、脾肿大等病。具有血瘀热结征象者，不耐攻逐者可用鳖甲胶，或配伍扶正药物。常用量为 15～30g。

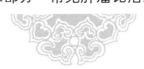

四、连翘

本品为木樨科植物连翘的果实。我国大部分山区、丘陵地带均有生产。味苦，性微寒。具有清热解毒、消肿散结的功效。《神农本草经》曰："主寒热，鼠瘘瘰疬，痈肿恶疮，瘿瘤结热，蛊毒，去白虫。"常与夏枯草、浙贝母、猫爪草相配治疗淋巴结肿大、淋巴结结核、甲状腺肿结节等；与橘叶、橘核、青皮、瓜蒌相配治疗乳痈、乳腺结节、乳腺癌等；与金银花、玄参、蒲公英、天葵子等相配治疗毒热疮痈；与郁金、青皮、白芍等相配可泄肝胆郁火。大剂量使用本品可有泻下作用，可用于热秘。常用量为12～30g。

第七章　甲状腺癌

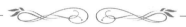

第一节　疾病概述

　　甲状腺癌是最为常见的甲状腺恶性肿瘤，女性患病率高于男性。中医学界认为甲状腺癌可归属于中医的"瘿瘤"范畴。甲状腺癌具体发病原因未明，但可能与碘元素摄入量异常、射线暴露、内分泌紊乱、家庭基因遗传等因素有关。甲状腺癌早期可无临床症状，随着病情的进展而逐渐出现颈项肿块、颈部异物感、不同程度的呼吸困难、吞咽功能障碍、声音嘶哑等。甲状腺癌病人多数分化程度高，肿瘤分期早，手术治疗效果佳，术后服用甲状腺素片可在一定程度上防止复发和转移。中医药与西医治疗可起协同作用，可减少手术、放化疗副反应，提高机体抗病能力，在治疗与巩固疗效，促进、恢复机体功能中起到辅助作用，可有效改善病人生活质量。

第二节　辨证论治

　　周教授认为甲状腺癌的发生，乃是气滞、痰凝、血瘀抟结所致。从统计数字来看，甲状腺癌女性患癌率明显高于男性，除却理化、家族基因遗传等因素外，很大程度上是因为女性多性狭，易忧恚气结。忧恚则肝气不舒，郁而不畅，气停则津停，凝聚成痰，痰气交阻于颈，阻碍血行，血行不畅，留而为瘀，是以痰、气、瘀胶结，肿块日益坚大，故在临床上以健脾理气化痰、活血散结为治疗大法，周教授经验方如下：

　　党参 15g，炒白术 12g，茯苓 12g，生甘草 3g，法半夏 10g，陈皮 6g，青皮 6g，葛根 12g，黄药子 6g，猫爪草 12g，浙贝母 12g，连翘 12g，炙鳖甲 30g，橘络 10g，生薏苡仁 30g，炒薏苡仁 30g，炒谷芽 30g，炒麦芽 30g。

　　方中以六君子汤健脾益气化痰，扶正固本；以黄药子、猫爪草、浙贝母、连翘、炙鳖甲、橘络以化痰散结，活血消肿。其中黄药子为甲状腺癌专药，浙贝母能够散心胸郁结之气，《本草纲目》载其"与连翘同服，主项下瘿瘤疾"。因甲状腺所处位置乃阳明分野，位置居上，故选用既入阳明，又有升清之效的葛根以引药入经上达。

　　若瘀血证候明显，可加入丹参、桃仁、三棱、莪术等以增活血化瘀之力；若气虚明显，可加入生晒参、黄芪、太子参等；若有阳虚证候，则减苦寒之药，加鹿角片、肉苁蓉

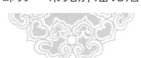

等以温阳散结；若痰湿证候明显，方中化痰药物可加量，可加入海蛤壳、白芥子、海浮石等；若阴虚征象明显，可加入玄参、天冬、鳖甲等滋阴散结药。

第三节 医案举隅

案一：马某，女，45岁，2016年12月11日初诊。以"颈部肿胀3年余，咽部异物感1年，确诊甲状腺乳头状癌1个月"为主诉。因惧手术，求诊中医。

刻下：面色萎黄，虚浮，色素沉着明显，口唇紫暗，颈部肿大，触之较硬，无触痛，纳差，乏力，喉中梗噎不适，头晕，畏寒，易急躁动怒，二便可。舌淡白，苔白腻，脉沉细。证属阳虚寒凝，气滞血瘀。治以温阳散寒，理气化瘀，消肿散结。

处方：黄芪30g，党参30g，炒白术12g，茯苓12g，肉苁蓉30g，鹿角片15g，炙鳖甲30g，法半夏10g，青皮6g，连翘10g，浙贝母10g，化橘红10g，橘络10g，生薏苡仁30g，炒薏苡仁30g，炒谷芽30g，炒麦芽30g。7剂，每日1剂，水煎400mL左右，分早晚2次，饭后1小时温服。

复诊：纳差、乏力改善，余证同前，继以前方服之。坚持用药3个月后，诸证明显减轻，复查彩超示肿块较前明显缩小。后坚持服药，病情稳定。

按语：阳化气，阴成形。阳气不振，则水液凝结成痰，血液停留为瘀。故以参芪六君补气固本、和中化痰为主；以鹿角片、肉苁蓉、炙鳖甲补益肾中阳气阴精，并有活血消癥之效。辨证准确，立法无误，选药妥帖，是奏良效。

案二：刘某，女，43岁，2012年09月12日初诊。以"甲状腺癌术后1年余，活动后心悸1个月"为主诉。

刻下：身形偏瘦，乏力，气短，口干，喜饮凉水，心悸，活动后、生气后加重，心烦易怒，夜间盗汗，多梦，易醒，大便秘结，小便黄，舌质红，苔薄厚不均，脉弦细。证属心肝血虚，气郁化火。治以养血疏肝解郁，益气养阴宁心。

处方：熟地黄30g，生地黄15g，党参15g，麦冬30g，柏子仁12g，五味子6g，女贞子15g，当归15g，生白芍15g，炒白术10g，茯神10g，柴胡10g，牡丹皮6g，焦栀子6g，生麦芽15g，橘络10g。7剂，每日1剂，水煎400mL左右，分早晚2次，饭后1小时温服。

复诊：心烦好转，乏力、心悸、口干、睡眠均有所减轻，夜间仍盗汗，继以前方，加旱莲草15g、稆豆衣12g以增养阴止汗之力。后坚持本方随症加减调理3月有余，诸证均消。

按语：叶天士云："女子以肝为先天。"强调了治疗女子应注意调肝。本例病人诸症表现均为阴血不足、气郁化火之的征，故施以黑丹栀逍遥散、生脉饮合方以养肝体、达肝用。临床上需要注意的是，体型偏瘦的女子易于出现血虚证候，治疗各种疾病时均应注意兼顾，比如此类病人出现感冒时往往缠绵难愈，单独疏散祛邪则事倍功半，若配合益气养

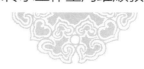

血、扶正祛邪则事半功倍。

第四节　用药点睛

一、黄药子

本品为薯蓣科薯蓣属植物黄独的干燥块茎。主产于华中、华南、华东及西南地区。味苦辛，性凉。具有解毒消肿、化痰散结、凉血止血的功效。《千金方》载有专治瘿瘤的黄药子酒。常用其作为治疗甲状腺疾病的主药，常与半夏、牡蛎、猫爪草、夏枯草、香附等药相配。常用量为6g，有小毒，不宜大量应用。

二、浙贝母

本品为百合科植物浙贝母的干燥鳞茎。主产于华东地区。味苦，性寒。具有清热化痰、降气止咳、散结消肿的功效。《本草正》曰："大治肺痈肺痿，咳喘，吐血，衄血，最降痰气，善开郁结，止疼痛，消胀满，清肝火，明耳目，除时气烦热，黄疸淋闭，便血溺血；解热毒，杀诸虫及疗喉痹，瘰疬，乳痈发背，一切痈疡肿毒，湿热恶疮，痔漏，金疮出血，火疮疼痛，较之川贝母，清降之功，不啻数倍。"常用其配伍连翘、鳖甲、天冬治疗甲状腺肿、甲状腺结节、甲状腺癌；配海螵蛸治疗胃酸分泌过多；配冬瓜子、射干、杏仁、芦根、生石膏治疗痰热咳嗽。常用量10～30g。

三、薏苡仁

本品为禾本科植物薏苡的干燥成熟种仁。全国各地均产，云贵地区所产质佳。味甘淡，性凉。具有健脾渗湿、除痹止泻、清热排脓的功效。薏苡仁具有双向抗癌效应，既能高效抑杀癌细胞，又能显著提高机体整体免疫功能。我省国医大师何任教授将薏苡仁作为广谱抗癌药物应用，应用于肿瘤的防治；李大鹏院士则从中提取出有效成分，研发出康莱特胶囊、康莱特注射乳剂等，用于肺癌、肝癌等肿瘤的治疗。周教授在临床中继承了这一经验，将薏苡仁推广应用于各类肿瘤病人的治疗中，特别是久居江南湿热之地的病人。还常配伍败酱草、附子治疗盆腔炎、白带异常、痤疮；配伍山药、扁豆衣、荸荠花等治疗湿热泄泻；配伍芦根、桃仁、冬瓜仁等治疗痰热咳嗽；配伍生白术、杜仲、续断、桑寄生、巴戟天治疗腰痛；长期大量内服可治疗湿浊型扁平疣，配合木贼、红花外洗效果更佳。另外，《医学入门》载有"薏苡仁……令人能食性不急……令人男妇服之，皆不妒忌。"推测薏苡仁具有解郁之能，尤其适用于具有痰气交阻的病证，比如甲状腺疾病、乳腺疾病、肝病、食管癌、梅核气等，验之临床多有效验。常用量为30～120g。

第八章　乳腺癌

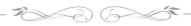

第一节　疾病概述

　　乳腺癌是最为常见的女性恶性肿瘤，居于女性各类恶性肿瘤之首。中医学界认为乳腺癌可归属于中医的"乳岩""乳石痈""乳疬"等病范畴。乳腺癌的具体发病机制未明，但可能与家族基因遗传、外源性雌激素摄入等因素有关。乳腺癌早期可无症状，但随着病情的发展，而渐现乳腺肿块、乳头溢液、橘皮样皮肤改变、腋窝淋巴结肿大等症状。近些年来，随着乳腺癌筛查工作的全面开展，以及乳腺癌的手术、放疗、内分泌治疗综合治疗的展开，乳腺癌已成为疗效最佳的实体恶性肿瘤之一。中医药与西医治疗可起协同作用，可减少手术、放化疗副反应，提高机体抗病能力，在治疗与巩固疗效，促进、恢复机体功能中起到辅助作用，可有效改善病人生活质量。

第二节　辨证论治

　　乳房为足阳明胃经所司，乳头系足厥阴肝经所属，且女子多隐忍、负重而不言苦，所以周教授认为乳腺癌的发病和肝、胃最为紧密。肝主疏泄，可条达气机，通利血脉，若气行受阻，则血瘀成块；脾胃为生化之源，脾胃有伤则清浊失布，痰浊内生，溜于胃经，结于乳房而成积块。此外，乳腺癌发病以围绝经期为著，冲任不调亦是主要病因。然冲脉隶属阳明，冲脉之病，实关于胃经。《黄帝内经》有云："女子……五七，阳明脉焦……七七，任脉虚，太冲脉衰少，天癸竭。"可见阳明脉衰是导致冲脉衰的前奏。因而在治疗乳腺癌时，要注重调和肝胃。

一、肝郁痰凝

　　症状：乳房胀痛，乳内常有圆形结块，质不硬，口苦咽干，情志刺激可加重，舌质红或暗红，苔薄白或薄黄，脉弦滑。

　　治法：疏肝解郁，化痰散结。

　　方药：柴胡12g，黄芩12g，法半夏12g，北沙参12g，橘叶12g，橘核12g，漏芦12g，猫爪草12g，郁金10g，丹参12g，全瓜蒌30g，红花3g，蒲公英30g。

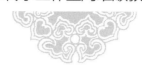

二、毒邪蕴结

症状：乳房肿块坚硬，边缘不光滑，皮色紫暗，尿赤，便秘，口焦舌燥，发热，舌绛或红，少苔，脉弦数。

治法：扶正解毒，散结消肿。

方药：漏芦 12g，猫爪草 12g，蒲公英 30g，半枝莲 30g，白花蛇舌草 30g，全瓜蒌 30g，连翘 15g，浙贝母 15g，天冬 12g，灵芝 30g，女贞子 12g，猪苓 15g。

三、冲任失调

症状：乳房肿块坚硬疼痛，月经失调，腰膝酸软，头晕，耳鸣，目涩，口干，舌红，苔少，脉细数。

治法：燮理冲任，化痰散结。

方药：鹿角片 12g，肉苁蓉 12g，菟丝子 12g，淫羊藿 12g，天冬 12g，女贞子 12g，旱莲草 12g，天花粉 12g，香附 12g，茯神 12g，漏芦 12g。

四、气血双亏

症状：面色无华，乏力，头晕目眩，语声低微，纳差，恶心呕吐，舌淡苔薄，脉细。

治法：补益气血，扶正抗癌。

方药：生晒参 12g，黄芪 15g，白术 12g，茯苓 12g，灵芝 30g，天冬 12g，当归 12g，炒白芍 12g，川芎 6g，橘络 10g，化橘红 10g，姜半夏 10g，砂仁 3g，炒谷芽 20g，炒麦芽 20g。

第三节　医案举隅

案一：李某，女，54 岁，2016 年 5 月初诊。左乳癌术后 2 年，肺部 CT 平扫示左乳癌复发伴两肺转移。

刻下：消瘦乏力，时有干咳，咳声低微，午后潮热，腰膝酸软，手心脚心发热，大便艰涩，舌红，苔少，脉细数。证属肺肾阴虚，痰瘀互结。治以滋水清金，化痰散瘀。

处方：炙鳖甲 30g，天冬 15g，生地黄 15g，生山药 30g，女贞子 15g，桑寄生 30g，三叶青 12g，猫爪草 12g，猫人参 12g，浙贝母 12g，全瓜蒌 20g，漏芦 12g，天花粉 12g，炒薏苡仁 30g，橘络 12g，炒麦芽 20g，炒谷芽 20g。14 剂，每日 1 剂，水煎 400mL 左右，分早晚 2 次，饭后 1 小时温服。

复诊：潮热、烦热均好转，胃纳增加，体力亦有恢复，然睡眠欠佳，睡眠时盗汗明显，做梦较多，继服前方，并加稽豆衣 12g、瘪桃干 12g 以敛阴止汗。后继以此方加减治疗，病情稳定。

案二：周某，女，56 岁，2013 年 1 月初诊。左乳癌术后 8 月余，脑转移放疗后 2 个月。

刻下：精神较软，头晕，胃纳欠佳，四肢不温，腰膝冷痛酸软，大便时溏，小便清长，喜热饮，舌淡红苔薄白，脉沉细。证属脾肾阳虚，痰瘀阻络。治以健脾温肾，化痰散瘀通络。

处方：黄芪 30g，灵芝 30g，党参 15g，炒白术 12g，茯苓 12g，炙甘草 6g，鹿角霜 15g，菟丝子 12g，补骨脂 12g，炒山药 15g，莲子 15g，化橘红 10g，橘络 10g，蛇六谷 10g，砂仁 3g，炒鸡内金 12g，炒谷芽 15g，炒麦芽 15g。14 剂，每日 1 剂，水煎 400mL 左右，分早晚 2 次，饭后 1 小时温服。

复诊：胃纳已开，余证减轻，继服上方。后坚持门诊治疗，病情稳定。

按语：疾病会因人、因时而产生绝对不同，证候有时会相对相同，但变化会绝对不同。经验方仅是适用于部分相对相同证候的疾病，并不能涵盖绝对的、具体的变化，要具体问题具体分析，切勿胶柱鼓瑟，更不能执死方医活人。上述两例病人均为乳腺癌复发病人，但却证属一寒一热，故治疗上亦出两端，却皆能取效。

第四节　用药点睛

一、漏芦

本品为菊科植物祁州漏芦或禹州漏芦的根。主产于我国东北、西北、西南等地区。味苦，性寒。具有清热解毒、活血通乳的功效。《本草经疏》曰："漏芦，苦能下泄，咸能软坚，寒能除热，寒而通利之药也。故主皮肤热，恶疮疽痔，湿痹，下乳汁。"常用其配伍浙贝母、连翘、金银花、橘叶等治疗乳腺癌、乳腺结节、乳腺炎；与猪蹄、海参同煎，可下乳汁。常用量为 12g。

二、橘叶

本品为芸香科植物福橘或朱橘等多种橘类的叶。主产于我国南方地区。味苦辛，性微温。具有行气、解郁、散结的功效。《本草经疏》曰："橘叶……能散阳明、厥阴经滞气，妇人妒乳、内外吹、乳岩、乳痛，用之皆效，以诸证皆二经所生之病也。"《本草汇言》曰："橘叶，疏肝、散逆气、定胁痛之药也。按丹溪言，此药其味苦涩，其气辛香，其性温散，凡病血结气结，痰涎火逆，病为胁痛，为乳痛，为脚气，为肿毒，为胸膈逆气等疾，或捣汁饮，或取渣敷贴，无不应手获效。"常用其治疗乳腺癌、乳腺结节、乳腺炎、腹痛、胁痛等有气滞之证者。常用量为 12～30g。

三、鹿角片

本品为鹿科动物梅花鹿、马鹿已骨化或锯茸后翌年春季脱落的角基。主产于我国东北、华东、华南地区。具有补肾阳、益精血、强筋骨、行血消肿的功效。《本草经疏》曰："鹿角，生角则味咸气温，惟散热，行血消肿，辟恶气而已。咸能入血软坚，温能通行散邪，故主恶疮痈肿，逐邪恶气，及留血在阴中，少腹血结痛，折伤恶血等证也。肝肾虚，则为腰脊痛，咸温入肾补肝，故主腰脊病。属阳，补阳故又能益气也。"常用于寒瘀结聚表现的肿瘤病证，比如乳腺癌、甲状腺癌、脑肿瘤、前列腺癌等；配三七片、盐橘核、土鳖虫、小茴香治疗腰痛；配龟甲、枸杞、人参等治疗精血不足导致的月经量少、闭经、脱发、虚劳等。常用量为 6～30g，宜久煎，或研粉装胶囊吞服。

第九章　肺　癌

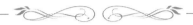

第一节　疾病概述

原发性支气管肺癌简称肺癌，为起源于支气管黏膜或肺泡上皮的恶性肿瘤，肺癌的发病率居于肿瘤首位。中医学界认为肺癌可归属于中医"肺积""息贲"等病范畴。肺癌的具体发病机制未详，但可能与吸烟、空气污染、接触化学毒物、电离辐射、家族基因遗传等因素有关。肺癌常见的症状和体征有咳嗽、痰血或咯血、气短或喘鸣、发热等，随着病情的进展和转移，又可相应地出现胸痛、声嘶、胸水、淋巴结肿大、上腔静脉阻塞综合征等。肺癌的治疗方案主要依据肿瘤的组织学决定。通常小细胞肺癌发现时已经转移，难以通过外科手术根治，主要依赖于化疗或放化疗综合治疗。而非小细胞肺癌可为局限性，外科手术或放疗可根治，但对化疗的反应较小细胞肺癌较差。中医药与西医治疗可起协同作用，可减少手术、放化疗副反应，提高机体抗病能力，在治疗与巩固疗效，促进、恢复机体功能中起到辅助作用，可有效改善病人生活质量。

第二节　辨证论治

肺为人身之橐龠，主气，朝百脉，司呼吸，主宣发卫气、通调水道。然肺为娇脏，乃清虚之体，纤毫不容；又且居高位，易受外邪侵袭。外邪侵袭则肺之宣发肃降功能失常，水津不布，聚而成痰，瘀阻脉络，血运受阻，淤而为瘀，与痰胶结而发肿块。故周教授常从痰瘀之病理因素入手治疗肺癌，周教授经验方如下：

三叶青 12g，浙贝母 10g，猫爪草 12g，猫人参 12g，杏仁 10g，茯苓 15g，生薏苡仁 30g，炒薏苡仁 30g，化橘红 10g，橘络 10g。

方中以三叶青、浙贝母、猫人参、猫爪草化痰行瘀散结；以杏仁、茯苓助肺宣散水气，条畅水道；以薏苡仁、橘红、橘络健脾和胃，化痰祛浊。基本方偏于痰瘀热结，然临床所见肺癌病人病机复杂，往往多证候相兼，复合发病，需要详察四诊，辨别主次，用药当有所偏重，要随证加减治疗。

若气虚证候明显，偏于气阳虚，可加生晒参、党参、黄芪、炒白术等；偏于气阴虚，可加西洋参、太子参、黄精、仙鹤草等。若阴虚证候明显，可加太子参、西洋参、麦冬、天冬、熟地黄、生地黄、龟甲等。若阳虚证候明显，可加补骨脂、肉苁蓉、巴戟天、鹿角片等。若毒热明显，可加蒲公英、白花蛇舌草、半枝莲等。若瘀血证候明显，偏于瘀热，可加赤芍、牡丹皮、茜草、丹参、鳖甲等；偏于寒瘀，可加桃仁、三七、当归、鹿角片等。若痰结证候明显，偏于痰热，可加芦根、冬瓜子、瓜蒌、竹沥半夏、海浮石等；偏于寒痰，可加白芥子、细辛、干姜等。

第三节　医案举隅

案一：徐某，女，62岁，2013年3月18日初诊。病人4个月前反复出现咳嗽咳痰，痰中带血。于当地医院行胸部CT检查示右上肺肿块，并于痰液中找到腺癌细胞。先后予TP方案化疗2次。化疗前后病人均有反复咯血，有时咯鲜血，量不多，有时痰中带血，予"氨甲环酸、卡络磺钠"等药物止血后稍缓解，停药即发。

刻下：咳嗽，咯黄黏痰，痰中夹血，或咯少量血，夜间发作明显，夜间潮热，盗汗，口干，胃纳一般，小便黄，大便偏干。舌质红，苔薄黄，脉弦数。证属毒热炽盛，灼伤肺阴。治以清热解毒，滋阴润肺兼以止咳止血。

处方：半枝莲15g，白花蛇舌草15g，蒲公英30g，南沙参15g，北沙参15g，炒杏仁12g，浙贝母12g，三叶青12g，麦冬12g，天冬12g，稽豆衣12g，地骨皮12g，桑白皮15g，百部12g，生山药30g，鲜芦根30g，生薏苡仁30g，炒薏苡仁30g，仙鹤草30g，血见愁12g，白及20g，茜草炭12g，炒鸡内金20g。7剂，每日1剂水煎，分早晚两次饭后30分钟温服。

复诊：咳嗽较前减轻，咳痰较前爽利，痰中夹有血丝，咯血次数较前减少，夜间仍有潮热、盗汗。舌质红，苔薄黄，脉细数。上方天冬、麦冬改为15g，加瘪桃干12g，桔梗10g，生甘草6g，继以7剂。三诊时，咯血得止，痰中无血丝。后坚持门诊治疗，病情稳定。

按语：肺癌出现咯血，据不同病机虽可分为木火刑金、阴虚火旺、胃热乘肺、燥热犯肺等证，有虚实之不同，但最终发病部位皆是在肺，概由肺络局部受灼或受咳嗽震动，破损出血而成。因肺脏清虚而娇嫩，不容邪干，毫毛必咳，所以必须采取紧急止血措施，避免血液大量外流、蓄积于肺而引发恶性循环，亦即"急则治标"之理。盖"血者喜阴而恶寒，寒则涩而不流"，故使用正治法，以凉清热，以涩止溢；而血溢脉道外即为瘀，故要化瘀。所以选用集凉血、化瘀、止血功效为一身的仙鹤草、血见愁，且仙鹤草具有补脾益气的作用，可以同时发挥补气摄血的作用；以具有收敛止血、生肌功效的白及来修复破损之肺络，从而塞源止流。三药相合，止血而不留瘀，祛瘀而生新。若咯血量大，可再加入茜草炭等药。然三药终归为治标之剂，不应单独应用，需在"虚则补之、实则泻之"的整体治疗中合理使用。另外唐容川言："肺为水之上源，水不清而凝为痰，痰不降而牵动血，治肺之痰，又是治咯血捷法。"所以在治疗咯血时要辨证选取止咳药，以增疗效。

案二：杨某，男，62 岁，2013 年 6 月 2 日初诊。以"确诊肺癌伴脑转移 1 年，胸闷 1 个月"为主诉。当地彩超提示胸腹腔大量积液，并住院进行综合治疗，期间行"胸腔穿刺置管引流术"，可引流出血性胸水，引流后胸闷减轻，然置管拔除后，胸闷不减，故求诸中医。

刻下：消瘦，疲乏无力，纳差，口干苦，胸闷，不能平卧，以下午、夜间尤重，无咳嗽、咯痰、咯血，小便短少，1 天 2～3 次，总量约 400mL，大便秘结。舌质淡红，苔白厚腻，脉沉细而迟。证属气虚阳微，水瘀热结。治以温阳益气，化水行瘀，清热散结。

处方：生晒参 12g，生黄芪 60g，生白术 30g，茯苓 30g，生白芍 30g，制附子 10g，干姜 10g，厚朴 15g，炒枳实 10g，生大黄 10g，杏仁 10g，生麻黄 3g，防己 15g，葶苈子 30g，龙葵 15g，泽兰 15g，水红花子 15g，生薏苡仁 30g，炒薏苡仁 30g，炒麦芽 30g，炒谷芽 30g，化橘红 10g，橘络 10g。4 剂，每日 1 剂，水煎 300mL 左右，分早中晚 3 次，饭前 20 分钟温服。并嘱每日艾灸神阙、天枢、中脘各 30 分钟。

复诊：胸闷稍减，小便量较前增多，每日可排 1500mL 左右，大便已通。药已中彀，继以前药 7 剂治疗。三诊时，胸闷明显减轻，上方去生大黄，加肉苁蓉 15g 继服。前后加减治疗 3 月余，复查胸水少量，无不适，遂停药。1 年后病逝。

按语：胸水是膈肌上各类肿瘤的常见并发症，有渗出液、漏出液之分。周教授认为胸水之成因，在于脾肾阳气虚弱，无力化气行水；在于上焦肺气郁闭，无力宣发肃降；在于三焦焦膜瘀阻，水道运行不利。故在治疗上多选取参芪真武汤以振奋脾肾阳气，化气行水；麻黄、杏仁开肺气之郁闭，以助宣发、肃降之能；以干姜、厚朴、枳实调畅中上二焦气机；以泽兰、水红花子消焦膜瘀阻以畅水道，甚者可加穿山甲、鳖甲等；以葶苈子、防己蠲除焦膜水饮之停留，重者可加甘遂或合十枣汤。龙葵为胸腹水经验性用药，临床实践表明本药在消除胸腹水具有殊功，对于血性胸腹水有良效。

第四节　用药点睛

一、橘络

本品为芸香科植物福橘或朱橘等多种橘类的果皮内层的筋络。主产于我国长江流域及以南地区。味苦，性平。具有通络、理气、化痰的功效。《本草纲目拾遗》曰："通经络滞气、脉胀，驱皮里膜外积痰，活血。"《本草求原》曰："通经络，舒气，化痰，燥胃去秽，和血脉。"周教授认为肿瘤疾患局部皆有痰瘀，故常取橘络行理气活络、化痰活血之功，且性平和，不会过度伤及气血，无论寒热虚实均可应用。配旋覆花、香附、柏子仁、橘叶、丝瓜络等治疗胁痛。常用量为10g。

二、葶苈子

本品为十字花科植物葶苈、琴叶葶苈和播娘蒿的种子。主产于我国东北、华北、西北、华东、西南等地。味苦辛，性寒。具有泻肺降气、祛痰平喘、利水消肿的功效。《神农本草经》曰："主癥瘕积聚结气，饮食寒热，破坚逐邪，通利水道。"《本经别录》曰："下膀胱水，伏留热气，皮间邪水上出，面目浮肿，身暴中风热痱痒，利小腹。"周教授认为葶苈子的功效在于泻逐热饮，通利焦膜水道。常用其治疗因热饮留滞引起的鼻塞、干咳、胸腹水。常用量为10～30g。

三、防己

本品为防己科植物粉防己的干燥根。主产于我国南部地区。味苦，性寒。具有利水消肿、祛风止痛的功效。《本草别录》曰："疗水肿、风肿，去膀胱热，伤寒寒热邪气，中风手脚挛急，止泄，散痈肿恶结，（治）诸疡疥癣虫疮，通腠理，利九窍。"《药性论》曰："汉防己：治湿风口面歪斜，手足疼，散留痰，主肺气嗽喘。"《医学启源》曰："疗胸中以下至足湿热肿盛、脚气，去留热。"防己功在祛除腠理焦膜之中的痰、饮、湿等病理产物。配黄芪、白术、薏苡仁、茯苓等治疗水肿；配赤小豆、连翘、薏苡仁、蚕沙等治疗痛风、风湿热痹证；配葶苈子、干姜、半夏、甘遂等治疗水饮内停之胸水、腹水、咳嗽、鼻炎等病证。常用量为10～30g。

第十章　纵隔肿瘤

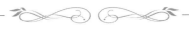

第一节　疾病概述

纵隔位于双侧胸腔之间，是一个解剖区域，可分为前纵隔、中纵隔、后纵隔，在此区域内发生的肿瘤称之为纵隔肿瘤。中医学界认为纵隔肿瘤可归属中医的"息贲""痞癖"等病范畴。一般前纵隔以胸腺瘤、胸骨后甲状腺瘤为多发；中纵隔以淋巴瘤、淋巴结转移癌为多发；后纵隔以神经源性肿瘤为多发。常见的临床表现为不明原因的胸闷、胸痛、咳嗽、吞咽困难、Horner 综合征等。由于纵隔的解剖位置特殊，大血管、食管、气管等皆居于此，因此纵隔肿瘤多采取手术治疗，少数的恶性淋巴源性肿瘤适用放疗。中医药与西医治疗可起协同作用，可减少手术、放化疗副反应，提高机体抗病能力，在治疗与巩固疗效，促进、恢复机体功能中起到辅助作用，可有效改善病人生活质量。

第二节　辨证论治

纵隔位于膈肌之上，其为空腔，大血管、食管、气管、淋巴管纵横交错于中，实乃属"三焦腑"的"上焦"部分。三焦焦膜乃元气之别使，水谷之道路，气化之总司，水液运行之通路。因而周教授认为纵隔肿瘤的发病在于水液通道不利，水液不利则化痰为饮，水停则为瘀，痰瘀结聚纵隔是纵隔肿瘤形成的重要机制，化痰消瘀、疏通气血为纵隔肿瘤治疗大法，并拟定如下基础方：

瓜蒌皮 30g，檀香 3g，砂仁 3g，丹参 12g，法半夏 12g，白芥子 6g，炒桃仁 12g，红花 12g，茯苓 12g，蛇六谷 12g，猫人参 12g，猫爪草 12g，化橘红 10g，橘络 10g，丝瓜络 12g。

若气虚明显，可加生晒参、黄芪、党参等，减活血化瘀药药量；若出现寒象时，可加桂枝、制附子、肉苁蓉、巴戟天、鹿角片等以温通阳气；若瘀血证候严重时，可加用水蛭、穿山甲等；若出现胸水时，可加用葶苈子、水红花子、龙葵、穿山甲、防己等。总之，加减用药要以病人的具体证候而定。

第三节　医案举隅

案：叶某，女，34 岁，初诊 2015 年 6 月 2 日。因"右上肢疼痛 2 月"于当地医院检查，CT 示"纵隔肿瘤伴肝转移"，并行"CT 引导下纵隔肿块穿刺活检术"，病理检查示（纵隔）上皮样癌。

刻下：右上肢疼痛，胸闷不舒，咳嗽短气，痰多不畅，胃纳减少，舌质淡暗，苔白腻，脉弦。证属痰瘀阻滞，气机失畅。治以化痰消瘀，宣畅气机。

处方：瓜蒌皮 30g，白芥子 10g，竹沥半夏 12g，茯苓 12g，化橘红 12g，橘络 12g，党参 30g，炒白术 12g，檀香 3g，砂仁 3g，丹参 12g，炒桃仁 10g，红花 10g，丝瓜络 10g，猫人参 12g，蛇六谷 10g，炒薏苡仁 30g，生薏苡仁 30g，炒鸡内金 12g，炒谷芽 30g，炒麦芽 30g。7 剂，每日 1 剂，水煎 400mL 左右，分早晚 2 次，饭后 1 小时温服。

复诊：病人症状有所减轻，继以上方续服，后配合放疗，病情稳定。

按语：上肢疼痛是临床常见症状，因其常见，医患多易习惯为之，故常常漏诊、误诊，乃至贻误病情。观本病人之症状，可知痰瘀阻滞明显，故宣通并用，以半夏、白芥子、桃仁、红花蠲痰散瘀，以瓜蒌皮、檀香、砂仁、橘络、丝瓜络疏利气血、条达气机，并辅以党参、薏苡仁等扶正抗癌，攻补兼施，进退有法，是以病入坦途。

第四节　用药点睛

一、瓜蒌皮

本品为葫芦科植物栝楼或双边栝楼的干燥成熟果皮。我国大部分地区均产。味甘，性寒。具有行气除胀满、化痰开痹、清肺止咳的功效。瓜蒌皮为清化皮里膜腠痰热瘀结要药。常与薤白、半夏、枳实相配治疗胸闷、气喘；与浙贝母、芦根、竹沥半夏、黄芩相配治疗痰热咳喘；与红花、甘草、丝瓜络、丝瓜子相配治疗带状疱疹、胁痛、肝硬化等肝部疾病。常用量为 10～30g。

二、丝瓜络

本品为葫芦科植物丝瓜的干燥成熟果实的维管束。我国大部分地区均产。味甘淡，性凉。具有通经活络、清热化痰、解毒消肿的功效。丝瓜络为清化皮里膜腠经络痰热瘀结要药。《本草再新》曰："通经络，和血脉，化痰顺气。"《本草汇读》曰："通经络，凉血祛风，性甘寒，化痰解毒（丝瓜络味甘性寒，入经络解热邪，热除则风去，络中津液不致结而为痰，变成肿毒诸证，故云解毒耳）。"常与海浮石、浙贝母、海蛤壳、薏苡仁等相配治疗痰热郁肺之咳喘，本品治疗肺病尤良；与桑枝、防己、豨莶草等相配治疗风湿热痹、痛风等；与通草、王不留行、橘叶等相配治疗乳汁不通、积乳、乳腺炎、乳腺癌等。常用量为 10～30g。

三、白芥子

本品为十字花科植物白芥的成熟种子。我国大部分地区均产。味辛，性温。具有祛痰利气、散结消肿、行气活血的功效。白芥子为温散皮里膜膜经络寒痰瘀结的要药。常与半夏、干姜、细辛等合用治疗寒饮咳喘；与甘遂、大戟、延胡索、细辛、肉桂等研细粉，于三伏天以姜汁调敷膏肓、肺俞、大椎、环跳等穴治疗寒饮咳喘、风寒湿痹等；与旋覆花、茜草、丝瓜络等合用治疗肋膜炎；配伍黄芪、桂枝、赤芍、姜黄、海桐皮等治疗肩周炎。常用量为 6～15g。

第十一章　食管癌

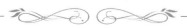

第一节　疾病概述

食管癌是消化道最常见的消化道肿瘤，我国是世界上食管癌高发地区之一。中医学界认为食管癌归属"噎膈"病范畴，属"风痨臌膈"四大顽症之一。食管癌的发生可能与亚硝酸盐摄入过多、真菌感染、微量元素缺乏等因素有关。食管癌早期可无明显特异性症状，中晚期典型症状为进行性吞咽困难，晚期甚至可出现喉返神经麻痹、膈神经麻痹、食管气管瘘等，易发生锁骨上淋巴结转移及肝、肺转移。目前食管癌的主要采取外科治疗、放疗、化疗和综合治疗，以综合治疗效果较好，可提高病人生存期。中医药与西医治疗可起协同作用，可减少手术、放化疗副反应，提高机体抗病能力，在治疗与巩固疗效，促进、恢复机体功能中起到辅助作用，可有效改善病人生活质量。

第二节　辨证论治

"咽系柔空，下接胃本，为饮食之路。"食管是水谷通行之路，以通为用，以降为顺。周教授认为凡是影响食管通降之用的因素，皆为噎膈致病的诱因。情志不畅，痰气交阻；酒食所伤，津伤血燥；年老体衰，房劳过度，脾肾亏损，血枯精竭，致使食管狭隘、滞涩、噎塞不通，噎膈乃成。

一、痰气互阻

症状：食入不畅，吞咽困难，胸膈痞闷，常伴嗳气和隐痛，情志舒畅，症状可稍减轻，舌苔白腻，脉弦滑。

治法：开郁降气，化痰散结。

方药：威灵仙12g，冬凌草12g，猫人参12g，旋覆花12g，生代赭石12g，姜半夏10g，郁金10g，柴胡10g，炒枳实10g，生白芍10g，姜厚朴12g，陈皮12g，苏梗12g，茯苓12g，生薏苡仁30g。

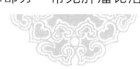

二、血瘀痰滞

症状：吞咽困难，胸膈疼痛，痛有定处，饮食难进，甚至食入即吐，面色晦滞，肌肤枯燥，口吐白涎，大便秘结，甚则坚如羊屎，舌质暗红或暗淡，有瘀斑，苔白滑或黄腻，脉细涩。

治法：化痰散瘀，理气通腑。

方药：炒桃仁 10g，红花 10g，天冬 12g，肉苁蓉 30g，北沙参 15g，檀香 3g，砂仁 3g，丹参 15g，姜半夏 10g，化橘红 10g，橘络 10g，威灵仙 12g，冬凌草 12g，旋覆花 12g，生代赭石 30g。

三、热毒伤阴

症状：吞咽不利，形体消瘦，五心烦热，口干咽燥，大便干，小便黄，舌质红嫩，苔薄黄或无，脉细数。

治法：滋阴润燥，清热解毒。

方药：生地黄 15g，天冬 15g，熟地黄 15g，麦冬 15g，党参 15g，丹参 15g，炒桃仁 10g，郁金 12g，威灵仙 12g，冬凌草 12g，猫人参 12g，三叶青 12g，半枝莲 30g，白花蛇舌草 30g。

四、气虚阳微

症状：吞咽困难，饮食不下，神衰少气，面色㿠白，形寒肢冷，面浮足肿，泛吐痰沫，溲清便溏，舌淡，苔白滑，脉弱。

治法：益气养血，温阳开结。

方药：党参 30g，生黄芪 30g，炒白术 12g，茯苓 12g，生甘草 3g，姜半夏 10g，化橘红 10g，橘络 10g，肉苁蓉 30g，巴戟天 15g，砂仁 3g，炒薏苡仁 30g，威灵仙 10g。

第三节　医案举隅

案一：刘某，女，54 岁，2016 年 12 月 5 日初诊。4 个多月前进食时出现喉部哽噎，有异物感。行 CT 示食管狭窄，食管中段有 4.5cm 充盈缺损区，确诊食管中段癌。已行放疗一个周期。

刻下：形体消瘦，吞咽困难，饮食难下，口干，夜寐欠安，盗汗，大便干结，舌红少津，脉细数。证属津亏热结。治以滋阴润燥，清热解毒散结。

处方：天冬 15g，熟地黄 15g，党参 20g，肉苁蓉 10g，麦冬 15g，威灵仙 12g，冬凌草 12g，丹参 15g，三叶青 12g，猫人参 12g，淡竹茹 15g，蒲公英 30g，白花蛇舌草 30g，半枝莲 30g，生薏苡仁 30g，炒薏苡仁 30g，稆豆衣 12g，炒谷芽 30g，炒麦芽 30g。7 剂，每日 1 剂，水煎 400mL 左右，分早晚 2 次，饭前 1 小时温服。

复诊：大便干燥好转，余证亦有减轻，继守上方。后随证加减用药，辅助放疗，病情稳定。

按语：病人素体精血不足，加之放疗火热之毒内侵，致使阴津大虚，而现阴虚阳浮之证。乃取三才丹以大补真阴，以滋阴涵阳，并酌加清解、化瘀、散结之药，以消整体之热、局部之痰瘀。威灵仙、冬凌草、天门冬、肉苁蓉为周教授常用抗食管癌药物。四药相合，可濡润滋养食管，更能消痰散瘀以通畅食管。

案二：陈某，男，64 岁，2010 年 10 月 11 日初诊。以"食管癌术后 10 年复发伴胸腔淋巴结转移 3 个月"为主诉。

刻下：体型瘦削，肤暗，乏力，气短，偶有心悸，进食有梗阻感，饮水无，喉中时有白涎泛出，手足厥冷，怯寒，口干，不欲饮，食后腹胀，有振水声，大便溏，夜尿频，4～6 次，舌质绛暗，有瘀斑，无苔，乏津，脉弦细。证属脾肾阳虚，寒饮瘀滞。治以温肾暖脾，散寒蠲饮，化瘀散结。

处方：生晒参 12g，生黄芪 30g，炒白术 15g，茯苓 15g，法半夏 12g，化橘红 6g，橘络 6g，砂仁 3g，干姜 10g，制附子 6g，当归 10g，炒白芍 10g，肉苁蓉 15g，巴戟天 15g，菟丝子 15g，旋覆花 12g，生代赭石 12g，三七片 6g，威灵仙 6g。7 剂，每日 1 剂，水煎 400mL 左右，分早晚 2 次，饭前 1 小时温服。

复诊：乏力较前好转，余证同前，亦无不适，遂以上方 14 剂继服。三诊时，手足转温，食欲较前好转，无腹胀，夜尿 2～4 次，舌质淡红，有瘀斑，苔厚薄不均，脉弦细。守前方，加生山药 30g、炒谷芽 30g、炒麦芽 30g 继服。后坚持门诊诊疗，病情稳定。

按语：脾主四肢，脾阳不充则四肢厥冷；卫出下焦，肾主卫外，肾阳不足则卫阳不充，是有怯寒。脾肾阳虚则不能化气行水生津，上泛为痰涎；水饮停聚中焦，故有食后腹胀、振水声；津不上承，故有口干。舌绛无苔以阴虚为常见，然阳虚亦可见之，与阳不化气、津不上承有关，切勿视为阴虚而投滋阴清热药物，以免覆灭生生之气。凡活血化瘀、理气化滞药物发挥作用均需正气推动，岂不闻"活血必耗血""行气必耗气"！故对于正气虚弱之病人，此类药物宜小其制，以免偾事，自毁长城。

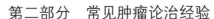
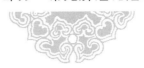

第四节 用药点睛

一、冬凌草

本品为唇形科植物碎米桠的全草。主产于我国中东部地区。味苦甘，性微寒。具有清热解毒、活血止痛的功效。太行山区为冬凌草的主产区之一，该地亦为食管癌、贲门癌等肿瘤的高发区域之一，在当地大量的临床实践当中发现本品对于食管癌、贲门癌等恶性肿瘤具有一定防治作用，周教授承其经验，将本药作为食管癌治疗的主药。亦用本品配伍射干、牛蒡子、玄参等治疗咽喉肿痛、放射性喉炎等。常用量为15～60g。

二、威灵仙

本品为毛茛科植物威灵仙、棉团铁线莲、辣蓼铁线莲、毛柱铁线和柱果铁线莲的根及根茎。主产于我国东北、华南、华东、西南等地区。味辛苦咸，性温。具有祛风湿、通经络、消痰涎、散癖积的功效。《开宝本草》曰："主诸风，宣通五脏，去腹内冷滞，心膈痰水久积，癥瘕痃癖气块，膀胱宿脓恶水，腰膝冷疼及疗折伤。"《唐瑶经验方》载本品可用于治疗噎膈气塞。临床上常与冬凌草相合，一热一凉，相须而用，治疗食管癌、贲门癌、梅核气、食管或气管肉芽肿。与独活、桑寄生、三七片、杜仲、续断等相合治疗腰痛、下肢麻木疼痛。《药品化义》载其可治疗"二臀痛"，近似今日之坐骨神经痛，任应秋先生常用之。常用量为10～15g，本品有小毒，不宜大量。

三、代赭石

本品为氧化物类矿物赤铁矿的矿石。主产于河北、山西等地。味苦甘，性寒。具有降气止呕定喘、凉血止血、平抑肝阳的功效。《长沙药解》曰："驱浊下冲，降摄肺胃之逆气，除哕噫而泄郁烦，止反胃呕吐，疗惊悸哮喘。"《本草再新》曰："平肝降火，治血分，去瘀生新，消肿化痰，治五淋崩带，安产堕胎。"张锡纯认为代赭石降胃最效，并创参赭培气汤治疗噎膈。周教授继其经验将代赭石运用于食管癌、贲门癌的治疗，常配旋覆花、天冬、肉苁蓉等药。与怀牛膝、龙骨、牡蛎、龟甲、珍珠母等药合用治疗肝阳上亢之头痛、头晕等症。本品降压力宏，宜从小量逐渐加量，不可孟浪行事。常用量为10～60g。

第十二章　胃　癌

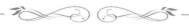

第一节　疾病概述

　　胃癌高发于日本、中国、其他东亚国家及南美洲和东欧国家，在中国也是最常见的恶性肿瘤之一，可发生于任何年龄，但以40～60岁多见，男多于女。中医学界将胃癌归属于"胃痛""积聚""伏梁""噎膈"等病范畴。其发病原因尚不明确，可能与多种因素，如生活习惯、饮食种类、环境因素、遗传素质、精神因素等有关，也与慢性胃炎、胃息肉、胃黏膜异形增生以及长期幽门螺杆菌（Hp）感染等有一定的关系。目前由于生活方式、饮食结构的改变以及心理压力增大等原因，胃癌的发病呈现了年轻化趋势。胃癌可发生于胃的任何部位，但多见于胃窦部，尤其是胃小弯侧。胃癌早期一般无特殊症状及临床表现，中期可表现为上腹部包块、腹痛、呕吐、贫血、消瘦等，晚期癌细胞转移后可出现腹水、左锁骨下淋巴结、腹腔淋巴结、腹膜下淋巴结肿大等临床表现。目前，外科手术、化疗、靶向治疗等治疗是胃癌的主要治疗方式。中医药与西医治疗可起协同作用，可减少手术、放化疗副反应，提高机体抗病能力，在治疗与巩固疗效，促进、恢复机体功能中起到辅助作用，可有效改善病人生活质量。

第二节　辨证论治

　　胃之生理功能在于主受纳，腐熟水谷，以通降为顺，性喜温润，胃气为五脏六腑之气的化源。周教授认为"通降"是胃最重要的生理功能，通降是受纳、腐熟、化生气血的基础条件，治疗胃癌时，就是要调整好通降。从脏腑来看，可影响胃之通降有肝、脾、肾三脏。具体来说，肝气郁滞则横克胃土，气壅而不下；脾气不运，则消磨无功，食滞肠胃；肾气虚惫，则贲门、幽门开阖失司，受纳、传导无力，腐熟无望。从病理致病因素上来看，可影响胃之通降的有痰湿、瘀血。因痰湿最易阻滞气机，壅塞水道；阳明多气多血，气血易停滞。是以治疗胃癌多从肝、脾、肾、痰湿、瘀血入手。

一、肝胃不和

　　症状：胃脘胀满，胁肋胀痛，情绪不佳时尤其明显，呃逆呕吐，吞酸吐水，脉沉或弦细，舌淡苔薄白或黄。

治法：疏肝和胃，降逆止痛。

方药：柴胡 10g，炒枳实 10g，生白芍 12g，茯苓 12g，炒白术 12g，郁金 10g，绿萼梅 10g，生薏苡仁 30g，淡竹茹 12g，旋覆花 12g，煅代赭石 12g，猫人参 12g，藤梨根 12g。

二、瘀毒内阻

症状：胃脘刺痛，心下痞，吐血，便血，肌肤甲错，面色黧黑，舌暗紫边有瘀斑，苔白腻，舌下络脉明显，脉沉涩。

治法：解毒祛瘀，清热养阴，活血化瘀。

方药：檀香 3g，砂仁 3g，丹参 15g，延胡索 12g，香茶菜 12g，炒蒲黄 10g，炒五灵脂 10g，炒白芍 12g，猫人参 12g，藤梨根 12g。

三、痰湿凝结

症状：胃脘胀闷，纳呆，恶心，泛吐痰涎，胸闷，头身困重，便溏，乏力，舌暗淡苔白腻，脉滑。

治法：健脾化湿，化痰散结。

方药：茯苓 12g，生白术 12g，法半夏 12g，化橘红 12g，橘络 12g，生白术 12g，白豆蔻 3g，砂仁 3g，厚朴 6g，猫人参 12g，藤梨根 12g，炒薏苡仁 30g。

四、胃热伤阴

症状：胃痛隐隐，胃内灼热，口燥咽干，大便干结，舌红少津，脉细数。

治法：养阴清热，消癥散结。

方药：麦冬 20g，川石斛 15g，党参 15g，白芍 15g，生甘草 6g，姜半夏 5g，砂仁 3g，蒲公英 30g，猫人参 12g，藤梨根 12g，白花蛇舌草 15g，半枝莲 15g。

五、脾胃虚寒

症状：胃脘隐痛，喜温喜按，朝食暮吐，暮食朝吐，面色苍白，肢冷，神疲乏力，便溏浮肿，苔白滑润，脉沉缓。

治法：温中散寒，健脾温胃。

方药：生黄芪 20g，党参 15g，炒白术 12g，法半夏 10g，干姜 6g，砂仁 3g，白豆蔻 3g，补骨脂 3g，化橘红 10g，橘络 10g，猫人参 10g，藤梨根 10g。

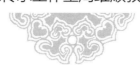

六、气血双亏

症状：神疲乏力，心悸气短，头晕目眩，面色无华，自汗盗汗，舌淡苔薄，脉细无力。

治法：健脾益气，补肾养血。

方药：党参 30g，炒白术 12g，茯苓 12g，炙甘草 6g，熟地黄 15g，当归 10g，炒白芍 10g，制黄精 30g，生山药 30g，巴戟天 15g，麦冬 15g，法半夏 6g，化橘红 10g，橘络 10g，砂仁 3g。

第三节　医案举隅

案：刘某，男，61 岁，2012 年 12 月 8 日初诊。以"胃癌术后 1 年复发伴腹腔、后腹膜淋巴结转移"为主诉。

刻下：面色萎黄，胃痛隐隐，喜温喜按，得食则减，劳则加剧，口角流清水，神疲，纳呆，畏寒，四肢欠温，偶有肠鸣，便溏，夜尿频，5～6 次，舌淡苔白滑，脉细弱。证属脾肾阳虚，寒饮聚胃。治以温补脾肾，温胃蠲饮。

处方：生黄芪 30g，党参 30g，炒白术 12g，茯苓 12g，炒白芍 12g，炙甘草 6g，法半夏 10g，干姜 6g，化橘红 10g，橘络 10g，砂仁 3g，白豆蔻 3g，益智仁 10g，炒山药 30g，巴戟天 15g，菟丝子 15g，猫人参 10g，炒谷芽 30g，炒麦芽 30g。7 剂，每日 1 剂，水煎 400mL 左右，分早晚 2 次，饭前 1 小时温服。

复诊：胃痛有减轻，四肢转温，乏力稍减轻，余证同前。药证相符，然量变积累尚未达到质变之机，遂予原方 14 剂续服。三诊时，诸症均减。

按语：方中以舒驰远理脾涤饮汤健运中焦脾胃阳气，涤除水饮，稳固后天之本；以巴戟天、菟丝子、山药、益智仁温补肾阳，收摄精气，赞育先天之本。病属虚寒者，当缓图之，切勿堆砌温阳药物，急躁行事、贪功冒进！须谨记"壮火之气衰，少火之气壮。壮火食气，气食少火。壮火散气，少火生气。"

第四节　用药点睛

一、藤梨根

本品为猕猴桃科植物猕猴桃的根。味酸涩，性凉。具有清热解毒、祛风除湿、利尿止血的功效。周教授常用本品治疗胃肠道肿瘤，尤以胃癌常用。亦与虎杖根、老鹳草合用治

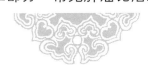

疗风湿热骨痛。常用量为 12～60g。

二、香茶菜

本品为唇形科植物香茶菜的地上部分。主产于我国南部地区。味苦辛，性凉。具有清热利湿、活血散瘀、解毒消肿的功效。周教授常用本品治疗胃癌、萎缩性胃炎、胃痛等，因足阳明胃乃多血多气之腑，易产生气血湿痰浊结聚而发病，而本药一兼多能。胡庆余堂所产治疗慢性萎缩性胃炎的胃复春片，即由单味香茶菜制成。与延胡索、川楝子、骨碎补等药相配治疗癌痛。常用量为 12g。

三、巴戟天

本品为双子叶植物药茜草科植物巴戟天的根。主产于两广、福建、海南等地区。味辛甘，性温。具有补肾助阳、强筋壮骨、祛风除湿的功效。与菟丝子、肉苁蓉、枸杞子、覆盆子等合用以补肾壮阳，治疗阳痿、不孕等病证。《本草新编》曰："巴戟天，温而不热，健脾开胃，既益元阳，复填阴水，真接续之利器，有近效，而又有远功。夫巴戟天虽入心、肾，而不入脾、胃，然入心，则必生脾胃之气，故脾胃受其益。汤剂用之，其效易速，必开胃气，多能加餐，及至多餐，而脾乃善消。又因肾气之补，熏蒸脾胃之气也。"是以临床上治疗胃纳不佳、脾胃功能低下，特别是放化疗后的病人时，喜以巴戟天与麦冬、黄精、山药、石斛等药联用，温润相合，无燥烈之弊，无添湿之虞，改善胃口尤佳，盖由"肾为胃之关"故也！常用量为 10～30g。

第十三章 肝 癌

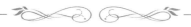

第一节 疾病概述

　　肝癌可分为原发性和继发性两大类。原发性肝癌起源于肝脏上皮或间叶组织；继发性或称转移性肝癌系指全身多个器官起源的恶性肿瘤侵犯至肝脏，一般多见于胃、胆管、胰腺、结肠、肺、子宫等器官恶性肿瘤的肝转移。中医学界将肝癌归属于中医的"癥瘕积聚""鼓胀""肝积"等病范畴。原发性肝癌的发病可能与病毒感染（HBV、HCV 等）、黄曲霉素、酒精、苯并芘等因素有关；继发性肝癌可通过不同途径，如随血液、淋巴液转移或直接侵润肝脏导致。早期肝癌可无明显症状，而随着病情的进展、爆发，逐渐出现乏力、黄疸、腹胀、上消化道出血、腹部肿块、腹水、昏迷等症状。目前手术治疗是肝癌的首选治疗方式，放疗、化疗、免疫治疗等对肝癌效果差，而靶向治疗药物亦存在基因位点突变、耐药等情况发生，疗效不如人意。中医药与西医治疗可起协同作用，可减少手术、放化疗副反应，提高机体抗病能力，在治疗与巩固疗效，促进、恢复机体功能中起到辅助作用，可有效改善病人生活质量。

第二节 辨证论治

　　肝为刚脏，体阴而用阳，主藏血，主疏泄，其中疏泄是肝脏最重要的生理功能。周教授认为疏泄不利是肝癌形成、发展的重要机制，肝脏疏泄不利，则气机不畅，气血津液运行有悖常道，瘀阻络脉，痰阻筋膜，抟结而成肿块，故肝癌的治疗在于疏泄条达。同时要"见肝之病，知肝传脾，当先实脾"，即"损其肝者和其中。"更为重要的是乙癸同源，虚则补其母，调肝不忘治肾。是以临床上周教授执简驭繁，立如下经验方治疗。

　　柴胡 10g，炒枳实 10g，炒白芍 10g，炙甘草 6g，猫人参 12g，猫爪草 12g，炙鳖甲 30g，柏子仁 12g，肉苁蓉 12g，丹参 12g，猪苓 12g，茯苓 12g，生薏苡仁 30g，炒薏苡仁 30g，炒谷芽 30g，炒麦芽 30g，化橘红 12g，橘络 12g。

　　若瘀血证候明显，加大丹参、肉苁蓉用量，且可配伍穿山甲、土鳖虫等；若气滞明显，可加入旋覆花、青皮、厚朴、香附、郁金、九香虫等；若湿热明显，可加入茵陈、白鲜皮等；若有腹水，可加入大腹皮、茯苓皮、防己、干蟾皮、地骷髅、蝼蛄等；若阳虚明显，可加入淫羊藿、巴戟天、附子、肉桂等；若阴虚明显者，减柴胡用量，加入楮实子、女贞子等。

第三节　医案举隅

案一：吴某，男，47岁。初诊2013年3月20日。患慢性乙型肝炎8年，2个月前以"上腹不适"就诊，查肝功能示 ALT 58IU/L，AST 60IU/L，GGT 76 IU/L，CTFI 肝右叶占位，大小约 3.5cm×4.3cm；诊断为肝积。

刻下：面色青暗，乏力，善叹息，纳差，右胁胀痛，胸闷不舒，时有腹泻，呈糊状，小便可。肝脏右肋下3cm可及，质硬，表面不光滑，有触压痛。舌质淡红，苔白腻，脉弦细。证属肝郁血瘀，脾虚湿滞。治以疏肝健脾，行气化湿，活血通络消癥。

处方：柴胡10g，炒白芍12g，炒白术15g，茯苓15g，党参30g，炒山药30g，生薏苡仁30g，炒薏苡仁30g，旋覆花12g，丝瓜络12g，制香附10g，红花3g，炙鳖甲30g，厚朴6g，砂仁3g，豆蔻3g，山楂炭12g，化橘红10g，橘络10g，炒谷芽30g，炒麦芽30g。7剂，每日1剂，水煎400mL左右，分早晚2次，饭后半小时温服。并服华蟾素胶囊，2粒/次，每日3次。

复诊：右胁胀痛、胸闷减轻，大便略成型，继以前法治之。后坚持门诊治疗，病情稳定。

按语：《灵枢·胀论》曰："肝胀者，胁下满而痛引小腹。"故治疗上以疏肝健脾、活血通络为主。其中旋覆花可下气而善通肝络，《本经疏证》谓"旋覆花，味咸，甘温。主结气胁下满，下气消胸上痰结，通血脉"。《金匮要略》载有"旋覆花汤"治疗肝著。《温病条辨》则有香附旋覆花汤用以通肝络蠲饮。

案二：时某，男，60岁，于2011年3月6日初诊。以"确诊肝癌5月余，腹胀1个月"为主诉。罹患乙肝40余年，平素公司业务繁忙，性情急躁，嗜酒，曾服索拉菲尼（多吉美）1月余，因肝功能恶化而停药。

刻下：体型瘦削，肤色青黄而暗，巩膜黄染，右胁下4cm肝脏可触及，质硬。乏力，口苦，口干，不欲饮，腹胀，腹凉，腹部无膨隆，晨起轻，午后、夜间、生气后加重，不敢食凉，纳差，夜寐不安，手足欠温，小便黄而短，大便溏而不畅。舌质淡紫，苔白腻，根部罩黄，脉细涩。证属阳虚气滞，寒瘀凝结夹有湿热。治以温阳理气，清热利湿，散寒活血消癥。

处方：柴胡10g，黄芩6g，法半夏10g，党参15g，炒枳实10g，炒白芍12g，炒白术10g，炒苍术10g，茯苓15g，干姜5g，肉苁蓉30g，巴戟天15g，炙鳖甲15g，干蟾皮6g，肉桂3g，丹参15g，大腹皮10g，防己10g，海金沙15g，生薏苡仁30g，炒薏苡仁30g，

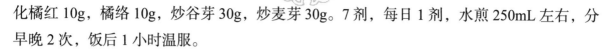

化橘红 10g，橘络 10g，炒谷芽 30g，炒麦芽 30g。7 剂，每日 1 剂，水煎 250mL 左右，分早晚 2 次，饭后 1 小时温服。

复诊：疲乏减轻，食欲转佳，大小便较前顺畅，腹胀有所减轻。继以上方，加水蛭 3g，续服 14 剂。三诊时，稍有腹胀，继以前方续服 2 个月停药。后行介入治疗，病况急转而逝。

按语： 腹胀是肝病病人常见的症状，究其因则主要在于气滞、水停、血瘀、脏寒。气滞水停者较为临床常见，治疗上以行气化水为主。《金匮要略》所云："腹不满，其人言我满，为有瘀血。"这是判定瘀血作胀的重要证据，以活血化瘀为主，鳖甲煎丸为法。脏寒所引起者以腹胀喜暖、逢寒或食生冷则腹胀加甚为鉴别要点，以温中散寒为主，附子理中丸为法。临床所见多为多证候夹杂，需要详辨，进行综合治疗。

第四节　用药点睛

一、干蟾皮

本品为蟾蜍科动物中华大蟾蜍或黑眶蟾蜍除去内脏的干燥体。全国各地均产，以南部、东部地区为多。味苦，性凉。具有清热解毒、利水消肿、祛风止痒的功效。常与白鲜皮、地肤子等药合用治疗各类皮肤瘙痒症。清末名医赵海仙所著的《寿石轩医案》中常用本品治疗鼓胀、中满，周教授承其意将品运用于肝癌、肝硬化及各类腹水的治疗。常用量为 6g，本品有毒，不宜多用。

二、九香虫

本品为蝽科动物九香虫的全体。全国各地区均产。味咸，性温。具有行气止痛、温肾壮阳的功效。《本草纲目》言其主治"膈脘滞气，脾肾亏损，元阳不足。"常与厚朴、枳壳合用治疗脘腹胀满、胀痛；与巴戟天、生晒参、肉苁蓉等合用治疗阳痿。常用量为 6g。

三、柏子仁

本品为柏科植物侧柏的种仁。我国大部分地区均产。味甘，性平。具有养心安神、敛汗、润肠通便的功效。《药品化义》曰："柏子仁，香气透心，体润滋血。同茯神、枣仁、生地、麦冬，为浊中清品，主治心神虚怯，惊悸怔仲，颜色憔悴，肌肤燥痒，皆养心血之功也。又取气味俱浓，浊中归肾，同熟地、龟甲、枸杞、牛膝，为封填骨髓，主治肾阴亏损，腰背重病，足膝软弱，阴虚盗汗，皆滋肾燥之力也。味甘亦能缓肝，补肝胆之不足，极其稳当，但性平力缓，宜多用之为妙。"周教授常用本品治疗肝病，因其具有辛润之性，既能滋养肝血以养肝体，又能透达郁结之气，以畅气机，集养肝、柔肝、疏肝位一体，并无香燥之性。常用量为12g。

四、楮实子

本品为桑科植物构树的果实。我国中东部、西南、两广地区均产。味甘，性寒。具有滋肾、清肝明目、健脾利水的功效。《药性通考》曰："楮实子，阴痿能强，水肿可退，充肌肤，助腰膝；益气力，补虚劳，悦颜色，壮筋骨，明目。久服滑肠。补阴妙品，益髓神膏。"常与菟丝子、女贞子等相合治疗肝肾不足、视物昏花等。《素问病机气宜保命集》载其治疗水气鼓胀，《济生秘览》用其消骨鲠。故周教授认为楮实子尚具有滋阴利水、软坚散结的功效，补消相兼，特别适用于肝癌、肝硬化、肾癌等病。常用量为12～30g。

第十四章　胰腺癌

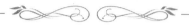

第一节　疾病概述

胰腺癌临床表现隐匿，发病迅速，是恶性程度最高的消化道肿瘤。中医学界认为胰腺癌可归属于"癥瘕积聚""腹痛""结胸""伏梁"等病范畴。胰腺癌的发病可能与糖尿病、吸烟、慢性胰腺炎、高脂饮食、基因遗传等因素有关，其发病与生活方式关系密切，是"生活方式癌"。胰腺癌早期可无明显症状，随着病情的进展而出现腹痛、腹泻、消瘦、黄疸等消化道症状。目前，手术治疗是早期胰腺癌的最好治疗方式，然而往往在病人出现临床症状时，大多已进入中晚期，错过了最佳治疗时机，所以提高胰腺癌初期的诊断率是目前科研工作者的重要方向。对于中晚期的病人则常采用放疗、化疗等综合治疗以改善生活质量，延长生命。中医药与西医治疗可起协同作用，可减少手术、放化疗的副反应，提高机体抗病能力，在治疗与巩固疗效，促进和恢复机体功能中起到辅助作用，可有效改善病人生活质量。

第二节　辨证论治

中医相关文献中未明确记载"胰腺"一词，亦未有相关生理功能的论述，而现代生理研究证实胰腺具有内分泌和外分泌功能。无论是胰腺外分泌的胰液，还是胰腺内分泌的胰岛素、胰高血糖素等，都是要通过胰管、淋巴管、血液等输送到胰腺腺体之外而非贮存于腺体内，若上述器官不能转运这些物质于胰腺腺体之外，则可引起胰腺炎等病症。因此，周教授认为胰腺正常的生理功能在于"通"，以其处肝脾之间，与胆、十二指肠相连，乃中焦之中，易受相关脏腑影响，而出现痰浊、湿热、瘀血阻滞，症见腹痛、腹胀、黄疸、腹泻等。所以周教授临床上治疗胰腺癌时，取仲景之四逆散为主方，以条畅气机，调和肝脾，具体如下：

柴胡 12g，炒枳实 12g，炒白芍 12g，炙甘草 6g，肿节风 15g，三叶青 12g，猫人参 12g，猫爪草 12g，猪苓 12g，茯苓 12g，生薏苡仁 30g，炒薏苡仁 30g，炒谷芽 30g，炒麦芽 30g。

若湿热证候偏重，可配伍半枝莲、白花蛇舌草、海金沙、茵陈等药；若瘀血证候较重，可配伍炙鳖甲、土鳖虫、穿山甲等；若气滞证候明显时，可配伍大腹皮、厚朴、莪术、沉香曲等；若气血亏虚时，可配伍生晒参、黄芪、党参、女贞子、黄精、灵芝等；若有阳虚证候时，宜减苦寒药量，加肉苁蓉、巴戟天、补骨脂等药。

需要注意的是，胰腺癌病人出现黄疸时，往往是梗阻性的，要十分留心，此时使用中药治疗黄疸时，已非单纯的茵陈、栀子、白鲜皮所能建功，而是要求助三七、土鳖虫、西红花、穿山甲等活血散结退黄之效。

第三节　医案举隅

案： 王某，男，68岁，于2013年3月2日初诊。病人2个月前开始出现上腹痛，餐后加剧，服用止痛药等未缓解，呈进行性加重，体重下降明显，行彩超检查示：①胰头周围实质性占位病变，胰头区见3.6cm×4cm大小回声团块，与胰头界不清；②肝内胆管扩张，诊为胰头部占位性病变。CA199：1550.85IU/mL。病人尝试接受中医药治疗，故前来周教授处就诊。

刻下：形体消瘦，肤暗黄，纳差，上腹持续性钝痛，轻微压痛，微有腹胀，胸闷，时有呕恶，心烦易怒，大便艰涩，小便短赤。舌红，苔黄厚腻，脉大有力。证属气滞血瘀，湿浊内蕴。治以理气活血，清热化湿。

处方：柴胡12g，炒枳实12g，生白芍15g，党参15g，白豆蔻6g，厚朴10g，生薏苡仁30g，肿节风15g，三叶青12g，半枝莲15g，白花蛇舌草15g，猫人参10g，茯苓12g，猪苓12g，化橘红12g，橘络12g，炒鸡内金12g，莪术6g，生大黄10g，海金沙15g，炒谷芽30g，炒麦芽30g。7剂，每日1剂，水煎400mL左右，分早晚2次，饭后半小时温服。

二诊：大便较为顺畅，已无呕恶，胸闷消失，心烦易怒已解，腹痛略有减轻，腹胀，仍乏力，舌质红，苔黄厚腻，脉大有力。继以前法。

处方：柴胡10g，炒枳实10g，生白芍15g，党参30g，茯苓12g，猪苓12g，肿节风15g，三叶青12g，猫人参10g，莪术10g，香茶菜10g，海金沙15g，大腹皮10g，炒槟榔10g，草果10g，厚朴10g，生薏苡仁30g，炒谷芽30g，炒麦芽30g，化橘红10g，橘络10g。7剂，每日1剂，水煎400mL左右，分早晚2次，饭后半小时温服。

三诊：腹痛有明显减轻，腹胀亦不明显，乏力好转。舌质红，苔黄腻，脉大有力。继以前方续服。后坚持门诊治疗，随证加减用药，2年后因多发转移病逝。

按语： 临床所见老年人出现大脉，往往是体内带有恶疾，若切到此种脉定要留心。《金匮要略·血痹虚劳病脉证治》言："男子平人，脉大为劳。"《黄帝内经灵枢注证发微》云："其脉大者，以邪气有余也。"本例病人正气充盛，而邪气有余，正邪交争剧烈而现大脉，故治疗上以祛邪为主，祛邪即为扶正是也。然随着病情的发展，正气会显现不足，故后续酌加扶正药物以助抗癌。疾病的发展是处于动态变化的，治疗上一定要因人、因时、因势而为，先后有序，缓急有法，易收良效。

第四节　用药点睛

一、肿节风

本品为金粟兰科植物草珊瑚的全株或根。主产于我国华东、华南等地区。味苦辛，性平。具有祛风除湿、活血散瘀、清热解毒的功效。治疗胰腺癌时以本品为专药、主药，配合辨证治疗。与牛蒡子、射干、木蝴蝶等药合用治疗咽喉肿痛、慢性咽炎；与独活、秦艽、防己等药合用治疗风湿热痹、痛风、坐骨神经痛等。常用量为 12～30g。

二、灵芝

本品为多孔菌科真菌赤芝或紫芝的干燥子实体。主产于长江以南高温多雨地带。味甘苦，性平。具有滋补强壮、益肾健脑、补气安神、止咳平喘的功效。周教授将本品作为扶正固本药物，与女贞子、黄芪、党参等用于各种肿瘤疾病，现代药理研究证实灵芝具有抗肿瘤效应。与柏子仁、酸枣仁等合用以安神助眠；与杜仲、补骨脂、天门冬等合用以纳气平喘。常用量为 30g，需打碎先煎。

三、莪术

本品为姜科植物莪术、广西莪术和温郁金的根茎。主产于我国云南、四川、广西、广东、浙江等地区。味苦辛，性温。具有行气破血、消积止痛的功效。《本草备要》曰："治心腹诸痛，冷气吐酸，奔豚疝癖。莪术香烈，行气通窍，同三棱用，治积聚诸气良。《医学衷中参西录》曰："三棱、莪术……性皆微温，为化瘀血之要药。以治男子疝癖，女子癥聚，月闭不通，性非猛烈，而建功甚速。其行气之力，又能治心腹疼痛，胁下胀疼，一切血凝气滞之证。若与参、术、芪诸药并用，大能开胃进食，调气和血。"常与三棱、香附、山楂、穿山甲合用治疗癥瘕、宫颈癌；与黄芪、党参、当归、白芍、白术等合用治疗胃痛、萎缩性胃炎、腹痛、子宫肌瘤等。常用量为 6～30g，宜从小量加用，并伍补益正气药物，因"气旺方能磨积，正旺则邪自消也"。

第十五章 结肠癌

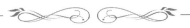

第一节 疾病概述

结肠癌是起源于大肠黏膜上皮的恶性肿瘤，好发于直肠与乙状结肠交界处，男性发病率明显高于女性，以40～50岁年龄组发病率最高。中医学界认为本病可归属于中医"肠蕈""肠风""脏毒""锁肛痔"等病范畴。结肠癌的具体发病机制未详，但可能与高脂肪、低纤维素饮食、炎症性肠病、肠息肉、肥胖以及遗传因素有关。结肠癌早期可无任何症状，中晚期可出现不同程度的腹胀、消化不良、腹痛、黏液便、脓血便、肠梗阻、肛门坠痛、里急后重等，若出现转移的话，则出现黄疸、咳嗽、腹水等相应症状。目前，结肠癌主要以外科手术治疗为主，辅以化疗、免疫治疗，以及其他支持治疗。中医药与西医治疗可起协同作用，可减少手术、放化疗的副反应，提高机体抗病能力，在治疗与巩固疗效，促进、恢复机体功能中起到辅助作用，可有效改善病人生活质量。

第二节 辨证论治

六腑以通为用，以降为顺，实而不能满，尤以大肠为最。通降下行为结肠的重要生理特性，结肠通降失常，易发生阻滞，出现壅塞不通。周教授认为结肠癌的发生正是由于壅塞不通，而壅塞不通则在于湿浊下注，肠道泥泞，蠕动无律；在于肠道津枯，肠道干燥，有失濡润；在于脾肾衰惫，肠失温运，凝结不用；在于瘀血内阻，肠失通畅，壅滞内藏。

一、湿浊下注

症状：腹痛腹胀，口渴口干，大便黏液，时伴脓血，小便短赤，舌苔黄腻，脉滑数。

治法：利湿化浊，解毒散结。

方药：野葡萄根12g，水杨梅根12g，白头翁12g，木香6g，黄连3g，苦参6g，炒枳壳10g，生白芍12g，红藤15g，白花蛇舌草15g，半枝莲15g，生薏苡仁30g。

二、气滞血瘀

症状：腹部刺痛，痛处固定不移，下利紫黑脓血，舌质紫暗有瘀斑，脉涩。

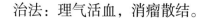

治法：理气活血，消瘤散结。

方药：炒蒲黄 12g，炒五灵脂 12g，延胡索 12g，川楝子 6g，木香 6g，大腹皮 10g，香茶菜 12g，当归 12g，红藤 12g，水杨梅根 12g，野葡萄根 12g。

三、脾肾阳虚

症状：面色萎黄，腰膝酸软，畏寒肢冷，腹痛绵绵，喜温喜按，大便稀溏，舌淡，苔薄白，脉细弱无力。

治法：温补脾肾，益气调肠。

方药：党参 30g，炒白术 12g，茯苓 12g，炒白芍 12g，化橘红 12g，橘络 12g，煨葛根 12g，煨防风 12g，煨肉豆蔻 12g，煨木香 6g，补骨脂 12g，菟丝子 12g，吴茱萸 3g，炙甘草 6g，野葡萄根 6g，水杨梅根 6g

四、肝肾阴亏

症状：五心烦热，口舌干燥，腰膝酸软，便秘，舌质红，脉细。

治法：滋补肝肾，润肠通腑。

方药：生地黄 12g，天冬 12g，熟地黄 12g，麦冬 12g，玄参 12g，党参 12g，生山药 15g，生山茱萸 12g，牡丹皮 10g，泽泻 10g，茯苓 10g，水杨梅根 12g，野葡萄根 12g。

第三节　医案举隅

案一：李某，男，50 岁，于 2013 年 2 月 26 日就诊。以"结肠癌术后 1 年，腹痛、腹胀、腹泻 6 月余"为主诉。

刻下：面色晦暗，乏力，口苦，口干，脘腹发凉，腹胀、腹痛以脐周为著，可忍受，大便溏泄，伴有肠鸣，无腐败等气味，夹有黏液，肛门略有热感，每天 4～6 次，进食油腻、食凉后加重，小便黄，夜寐差。舌质紫暗，有瘀斑，苔黄滑腻，脉细。证属寒热错杂，瘀毒内结。治以清热解毒，温中活血，调肠止泻。

处方：粉葛根 15g，黄芩 10g，黄连 3g，干姜 10g，法半夏 10g，党参 30g，炒白术 15g，茯苓 15g，炒白芍 12g，陈皮 10g，煨木香 6g，砂仁 3g，煨肉豆蔻 10g，广藿香 15g，红藤 15g，丹参 10g，生薏苡仁 30g，炒薏苡仁 30g，荷叶 15g，煨防风 10g，山楂炭 12g。7 剂，每日 1 剂，水煎 300mL 左右，分早晚 2 次，饭后半小时温服。

复诊：口干、口苦已瘥，腹痛、腹胀已不明显，偶有肠鸣，大便略成形，每天 2～4 次，仍夹有少量黏液，舌质紫暗，有瘀斑，苔薄黄腻，脉细，继以前法治之。门诊治疗 3 月余，诸证尽消。后间断服药，病情稳定。

按语： 慢性泄泻一证，无论是对于常人来说，还是对于肿瘤病人来说，其病因病机往往是杂糅多种，多出现虚实相兼、寒热错杂、清浊相干的局面，治疗上宜采用复方调治。其中辨识寒热的要点为：口干、口苦、肛门有灼热感为热；脘腹发凉（自觉或医师触摸感知）、肠鸣幽幽、食冷加重为寒；食辣、食凉加重多为寒热错杂。以上症状多相兼出现以成寒热错杂之势，在治疗上则首选半夏泻心汤。

案二： 徐某，女性，47 岁，于 2008 年 10 月 20 日初诊。以"结肠癌术后半年，行 FOLFOX 化疗 3 周期，头晕、乏力 2 个月"为主诉。血常规示白细胞 2.24×10^9/L，中性粒细胞 1.03×10^9/L，血红蛋白 80.1g/L。

刻下：形体消瘦，面色萎黄，乏力，头晕，气短，食欲不振，腰及下肢酸困、沉重，怯寒，手足不温，大便可，夜尿频，每晚 4～6 次，夜寐差。舌质淡白，苔白滑，脉细涩。证属脾肾阳虚，精髓不充。治以温肾健脾，填精益髓。

处方：鹿角胶 10g（烊化），龟甲胶 10g（烊化），生晒参 12g，枸杞子 15g，炙黄芪 30g，炒白术 15g，茯苓 15g，巴戟天 15g，肉苁蓉 15g，菟丝子 15g，补骨脂 15g，淫羊藿 15g，桑寄生 15g，炒杜仲 15g，当归 12g，炒白芍 12g，化橘红 10g，橘络 10g，砂仁 5g，炒谷芽 30g，炒麦芽 30g，红枣 30g，生姜 10g。7 剂，每日 1 剂，水煎 400mL 左右，分早晚 2 次，饭后半小时温服。嘱停化疗。

复诊：乏力略有减轻，余症同前，舌脉同前，虑其病重药轻，非久服不能建功，遂与原方 20 剂续服。三诊时，面色已有红润，头晕、乏力、腰酸困等症状较前已有明显减轻，舌质淡红，苔薄白，继服上方。坚持用药 3 月余时，复查血常规示白细胞 3.87×10^9/L；中性粒细胞 2.00×10^9/L；血红蛋白 102.0g/L。后间断服药，病情稳定。

按语： 骨髓抑制是多数化疗药的常见毒性反应，大多数化疗药均可引起有不同程度的骨髓抑制，使周围血细胞数量减少，从而出现全身性的症状。《景岳全书·血证》中说："凡为七窍之灵，为四肢之用，为筋骨之和柔，为肌肉之丰盛，以至滋脏腑，安神魂，润颜色，充营卫，津液得以通行，二阴得以调畅，凡形质所在，无非血之用也。是以人有此形，惟赖此血，故血衰则形萎，血败则形坏，而百骸表里之属，凡血亏之处，则必随所在而各见其偏废之病。"

骨髓抑制的治疗则从脾肾入手。《灵枢·决气》指出："中焦受气取汁，变化而赤，是谓血。"说明水谷精微是形成血液的基本物质，血液的产生有赖于脾胃的消磨、吸收、运化。《诸病源候论·虚劳精血出候》说："肾藏精，精者，血之所成也。"《张氏医通·诸血门》说："精不泄，归精于肝而化清血。"说明精髓是化生血液的基础，血液的产生有赖于肾中精髓的转化。是以临床上治疗本证，采取健脾补肾、填精益髓之法，多用血肉有情之品，如鹿茸、龟甲、鹿角胶、龟甲胶、紫河车等，以助精血生成。

案三： 李某，男，53 岁，2013 年 8 月 12 日初诊。2012 年底因大便出血，行肠镜检查提示升结肠中分化腺癌，遂行手术治疗，术后行 FOLFOX 化疗 6 次。1 个月前出现双脚麻木，持续不减，服用"甲钴胺片"等药物治疗，但效果不明显。

刻下：神情倦怠，胃纳欠佳，腰部酸困无力，大便溏薄，双脚麻木。舌质淡暗，苔薄白，脉沉细。辨为脾肾两虚、脉络瘀阻之证，治以健脾益肾，活血通络。

处方：党参 20g，黄芪 20g，焦白术 12g，茯苓 12g，炒山药 30g，炒白扁豆 15g，生薏苡仁 30g，炒薏苡仁 30g，补骨脂 12g，肉豆蔻 10g，淫羊藿 12g，炒杜仲 12g，烫狗脊 30g，虎杖根 12g，怀牛膝 12g，木香 5g，川芎 12g，王不留行 12g，炒鸡内金 20g，橘红 10g，橘络 10g，焦山楂 30g。7 剂，每日 1 剂，水煎，分早晚两次饭后 30 分钟温服。

复诊：服上药 7 剂后，胃纳改善，大便已实，腰酸好转，脚麻如故，原方去党参、炒白扁豆、淫羊藿、肉豆蔻，加制炮甲片 6g，黄精 30g，炒续断 12g，炒谷芽 15g，炒麦芽 15g，继以 7 剂。三诊，诉 7 剂服完后，腰部酸困已无，脚麻较前大有减轻，原方去焦白术、补骨脂、烫狗脊、炒杜仲，加猪苓 12g，野葡萄根 12g，鸡血藤 30g，续服 7 剂。四诊，诉脚麻消失。

按语： 化疗后出现的手脚麻木常常是由于化疗药物的神经毒性而形成周围感觉性神经病变，以铂类制剂常见。周教授认为此证为化疗药物损伤营卫气血循行道路，导致营卫滞而不行，形成营卫交虚之证，治疗上应以宣通经络为主，必须以温通之品治之。故选用宣通三焦气分的木香，行气导滞以行血；川芎辛香温窜，通达三焦阴阳气血；以性行而不住的王不留行通利血脉。若手足麻木症状持续时间较长或有气血亏虚征象者则加入黄芪、当归、鸡血藤等补助气血、养血舒筋活络之药；以手麻为主者加入片姜黄、桂枝、桑枝；以脚麻为主者则加入虎杖根、怀牛膝；若服药后麻木消退不明显者，则需加重活血化瘀力度，伍入具有宣通脏腑、贯彻经络、透达关窍的穿山甲片，并配伍补气之药，如黄芪、党参等，从而补气活血行血。

第四节　用药点睛

一、水杨梅根

本品为双子叶植物药茜草科植物细叶水团花的根。主产于我国南部地区。具有清热解表、活血解毒的功效。周教授认为本品为治疗肠道肿瘤的专药，常在辨证的基础上加入本药。常用量为 12g。

二、野葡萄根

本品为葡萄科植物网脉葡萄的根。主产于我国秦岭－淮河以南地区。味甘，性平。具有清热解毒、活血消积的功效。《重庆草药》载本品可用于胸腹胀满和肿块的治疗。周教授认为本品为治疗肠道肿瘤的专药，常在辨证的基础上加入本药。常用量为12g。

三、白头翁

本品为毛茛科植物白头翁的干燥根。主产于我国内蒙古自治区及东北、华北等地区。味苦，性寒。具有清热解毒、凉血治痢的功效。《神农本草经》曰："主温疟，狂易寒热，癥瘕积聚，瘿气，逐血止痛，疗金创、鼻衄。"本品具有平肝息风之效，与钩藤、珍珠母、夏枯草等合用治疗肝阳上亢之头痛、头晕、高血压等症；与秦皮、黄连、黄柏等合用治疗肝风下迫导致的大小便急迫、便血、尿血、腰痛等症。本品可除下焦湿热瘀结，可用于治疗泌尿系感染、妇科炎症以及相应系统肿瘤。常用量为12～30g。

第十六章 肾 癌

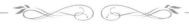

第一节 疾病概述

肾癌起源于肾实质泌尿小管，可分为透明细胞癌、卵泡细胞癌、未分化癌等亚型。中医学界认为肾癌可归属于"尿血""腰痛""癥瘕积聚"等病范畴。肾癌具体病因未明，但已明确基因遗传、吸烟、肥胖、高血压、抗高血压治疗等因素与肾癌的发病有关。部分肾癌病人常无临床症状，多由体检时发现。而另外一部分病人，常以腰痛、血尿以及腹部包块为临床表现。目前，外科手术是早期、中期肾癌的主要治疗方式，晚期则采用靶向药物等综合治疗方式。中医药与西医治疗可起协同作用，可减少手术、放化疗副反应，提高机体抗病能力，在治疗与巩固疗效，促进、恢复机体功能中起到辅助作用，可有效改善病人生活质量。

第二节 辨证论治

肾藏精，主生长、生殖、发育，且主纳气，主水液。而肾最重要的功能在于"去粗存精"。粗精者，何谓也？盖尿酸、肌酐、尿素氮等为粗，蛋白质、红细胞、葡萄糖等为精。若肾中阴阳精气充沛，则气化有权，开阖有度，是以粗去精存；若肾中阳气阴精匮乏，则气化失权，开阖无度，是以精去粗存。精微渐去，则气血阴阳日颓；粗浊留存，则成痰瘀，淤塞络脉，浸淫脏腑，而发癌肿。周教授认为恢复肾脏"去粗存精"的功能是肾癌的最终目的，治疗大法在于燮理阴阳，消瘀化浊，常取无比山药丸加减治疗，具体方药如下：

生山药30g，熟地黄20g，山茱萸15g，泽泻12g，茯苓12g，巴戟天10g，菟丝子10g，肉苁蓉10g，盐杜仲10g，怀牛膝10g，龙葵12g，蛇莓12g，猪苓12g，泽兰12g，半枝莲12g，白花蛇舌草12g，山楂炭12g，化橘红10g，橘络10g。

若瘀血证候明显，可配伍土鳖虫、穿山甲、三七、刘寄奴以活血通络等；若有湿热证候，可加大蛇莓、龙葵、半枝莲、白花蛇舌草用量，同时减温热药量；若尿血较多时，可加血余炭、生地炭、蒲黄炭、花蕊石、荠菜花等以收敛活血止血；若气虚证候明显时，可加用生晒参、党参、黄芪、太子参、灵芝等以健脾益气。

第三节 医案举隅

案： 王某，女，75岁，于2014年10月29初诊。以"左肾癌术后伴夜尿频6个月"为主诉。

刻下：消瘦，面色萎黄，乏力，纳差，口干苦，腰酸胀，小腹、肛门坠胀，手足心热，夜尿频而急，4～8次/晚，小便热，大便2日一行，黏滞不爽。舌质淡暗，苔薄黄腻，脉细涩。证属脾肾不足，湿热内蕴。治以健脾补肾，清热利湿。

处方：党参30g，黄芪30g，生地黄15g，女贞子15g，炙龟甲15g，肉苁蓉15g，覆盆子15g，川石斛15g，桑寄生15g，白头翁12g，黄柏10g，蛇莓15g，青蒿15g，大豆黄卷15g，生薏苡仁30g，炒鸡内金12g，炒谷芽15g，炒麦芽15g，化橘红10g，橘络10g，砂仁3g。7剂，每日1剂，水煎400mL左右，分早晚2次，饭后半小时温服。

复诊：乏力、腰酸胀、手足心热好转，食欲可，晨起稍有口苦，大便顺畅，1天1次，小腹、肛门坠胀明显减轻，夜尿4～6次，小便仍热。舌质淡暗，苔薄白，脉细涩。继以前法治之，强育肾之力。

处方：党参30g，生地黄15g，熟地黄15g，女贞子15g，覆盆子15g，菟丝子15g，肉苁蓉15g，川石斛15g，炙龟甲20g，桑寄生15g，炒杜仲15g，白头翁12g，蛇莓15g，黄柏10g，生薏苡仁30g，炒鸡内金12g，炒谷芽15g，炒麦芽15g，化橘红10g，橘络10g，砂仁3g。7剂，每日1剂，水煎400mL左右，分早晚2次，饭后半小时温服。

三诊：诸证好转，夜尿2～4次，小便仍有急迫感、热感，小腹、肛门坠胀感已好大半，唯劳累后出现，继以前方服之。后诸证逐渐消失，间断用药，病情稳定。

按语： 本例病人表象甚多，多有矛盾对立，有无从下手之感，然仔细分析后可知其中主要症状不在于夜尿频，而在于小腹、肛门坠胀。小腹、肛门坠胀常见的病机有：中气下陷，升举无力；湿热下注，下焦气机不畅；肾中阴阳精气亏虚，固摄无力；肝风下迫，下焦疏泄不畅。而本例病人四者俱有，故兼而顾之。取参芪以补中气，蛇莓、黄柏、薏苡仁以清热利湿，龟甲、地黄、女贞子、石斛、杜仲、覆盆子、菟丝子以补益精气，桑寄生、白头翁以平肝风，诸药共举乃收良效。二便有急迫感是肝风下迫的重要标志、表现之一。

第四节 用药点睛

一、龙葵

本品为茄科植物龙葵的全草。全国各地均产。味苦，性寒。具有清热解毒、活血利水消肿的功效。《本草正义》曰："龙葵，可服可敷，以清热通利为用，故并治跌仆血瘀，尤为外科退热消肿之良品也。"周教授认为龙葵为泌尿系肿瘤专用药，为消散血性胸水、腹水之专药，常于辨证基础上加入本药。龙葵亦能止血，《医学衷中参西录》中有载，可用于尿血、便血、崩漏等出血性疾病。常用量为12～15g，本品有小毒，不宜大量使用。

二、蛇莓

本品为蔷薇科植物蛇莓的全草。全国各地均产。味苦，性寒。具有清热解毒、散瘀消肿、凉血止血的功效。周教授认为蛇莓为泌尿系肿瘤专用药，常于辨证基础上加入本药。选取龙葵、蛇莓作为泌尿系肿瘤的专用药，是因为其既能清热利湿，又能活血消肿止血，符合泌尿系肿瘤的湿热瘀结的病理生理特点。常用量为12～30g。

三、荠菜花

本品为十字花科植物荠菜的花序。全国各地均产。味甘，性凉。具有凉肝止血、平肝明目、清热利湿的功效。与龙葵、蛇莓等相配治疗尿血、崩漏、便血等血证；与扁豆衣、扁豆花、滑石、荷叶等合用治疗湿热泄泻；与萆薢、白头翁、蝉蜕等合用治疗湿热下注引起的乳糜尿、蛋白尿。常用量为15～30g。

第十七章　膀胱癌

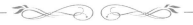

第一节　疾病概述

膀胱癌是指发生在膀胱黏膜上的肿瘤，常见的病理类型为膀胱尿路上皮癌、膀胱鳞状细胞癌、膀胱腺癌等。以膀胱尿路上皮癌最常见，约占膀胱癌病人总数的90%以上，通常所说的膀胱癌就是指膀胱尿路上皮癌。中医学界认为膀胱癌可归属中医的"溺血""血淋""癃闭"等病。膀胱癌具体病因机制未明，但吸烟、职业接触芳香胺类化学物质、膀胱局部炎症刺激等因素被证实可诱发该病。膀胱癌常见的临床症状为尿血、尿频、尿急、尿痛、腹部肿块等。目前，手术治疗是早期膀胱癌的首选方式，对于中晚期的病人，则需配合化疗等进行综合治疗，中医药治疗可以贯穿始终。中医药与西医治疗可起协同作用，可减少手术、放化疗副反应，提高机体抗病能力，在治疗与巩固疗效，促进、恢复机体功能中起到辅助作用，可有效改善病人生活质量。

第二节　辨证论治

膀胱为水液汇聚之所，乃津液之腑、州都之官，与肾相表里，可化气行水，膀胱功能的正常与否和肾脏功能的正常与否有着密切的关系。凡脏腑皆有阴阳，尤以肾脏最为显著。若肾中阴阳精气旺盛，则膀胱气化有功，水津上承。若肾阴不足，则水竭于下而小便不利，真水不足则邪水内生，停而化热，灼烁膀胱，炼水为痰，炼血为瘀。若肾阳不足，则水聚于下而无阳以化，是以寒水内瘀，冰伏膀胱，气血凝涩，寒水久之不去，又能瘀而化热，加重痰瘀。固周教授认为膀胱癌以阴虚内热或阳虚寒凝为本，以痰、瘀、热毒抟结为标，临床上常以如下基本方加减辨证论治。

熟地黄15g，生山药30g，生山茱萸12g，牡丹皮12g，茯苓15g，肉苁蓉12g，泽泻12g，龙葵12g，蛇莓12g，半枝莲12g，白花蛇舌草12g，猪苓12g，丹参12g，炒薏苡仁30g，生薏苡仁30g，炒谷芽15g，炒麦芽15g。

方中以六味地黄丸、肉苁蓉补益肾中阳气阴精，助膀胱气化；以龙葵、蛇莓、半枝莲、白花蛇舌草、猪苓清热利湿、抗癌解毒，龙葵、蛇莓为泌尿系肿瘤专药；以丹参活血化瘀通络；以薏苡仁、稻芽、麦芽健运脾胃，助养先天。

若偏于阴虚火旺，可加黄柏、知母、龟甲等；若偏肾阳虚，则减苦寒药味，加杜仲、菟丝子、巴戟天、淫羊藿、补骨脂、肉桂、鹿角霜等；若血尿明显，可加黄芩、熟地炭、蒲黄、大蓟炭、小蓟炭、白茅根、淡竹叶等；若气虚明显，可加生晒参、生黄芪、党参、炒白术等；若瘀血证候明显，可加丹参用量，可再配伍王不留行、刘寄奴、琥珀、桃仁等。

第三节　医案举隅

案：徐某，男，76岁，初诊2013年6月27日。病人2个月前出现小腹胀痛，尿血，于当地医院诊断为"膀胱炎"，予"左氧氟沙星"等药物治疗无效，后行膀胱镜检查确诊为"膀胱癌"。因年高体弱，病人拒绝手术治疗，求助中医。

刻下：消瘦，头晕，腰膝酸软，纳差，夜寐不安，小腹胀痛，尿血，尿频，大便可，舌质红，少苔，脉细数。证属肾阴亏虚，毒热灼阴。治以滋阴补肾，清热解毒，和络宁血。

处方：熟地炭30g，生山药30g，生山茱萸12g，牡丹皮12g，茯苓12g，泽泻12g，女贞子15g，墨旱莲15g，桑寄生15g，龙葵15g，蛇莓15g，生蒲黄12g，丹参12g，白茅根30g，白花蛇舌草15g，半枝莲15g，生薏苡仁30g，炒薏苡仁30g，化橘红10g，橘络10g，炒鸡内金10g。7剂，每日1剂，水煎400mL左右，分早晚2次，饭后半小时温服。另饭前服归脾丸，每次10粒，1日3次。

复诊：腰膝酸软、小腹胀、尿频诸证有所减轻，尿色转淡，遂继以前方加减用药。半年后血尿消失，3年后因多发转移病逝。

按语：此例肾虚内热明显，故以滋阴补肾治疗为本，辅以清热解毒抗癌、化瘀止血等药。熟地炭既能补益肾精，又能辅助凝血。加服归脾丸，乃效薛立斋经验，补益后天脾气，以助统血。

第四节　用药点睛

一、白花蛇舌草

本品为茜草科耳草属植物白花蛇舌草的全草。主产我国中南、华南、华东、西南等地区。味苦甘，性寒。具有清热解毒、利尿消肿、活血止痛的功效。现代药理研究证实本品对多种肿瘤具有抑制作用。周教授将本品作为广谱抗癌药应用于各类肿瘤，尤其适用于以湿热瘀结为表现的病证，比如肾癌、膀胱癌、泌尿系感染、肾炎等，常与半枝莲联用。常

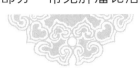

用量为12～60g。

二、半枝莲

本品为唇形科植物半枝莲的全草。主产于我国华东、华南、西南、中南地区。味苦辛，性寒。具有清热解毒、散瘀止血、利尿消肿的功效。现代药理研究证实本品对多种肿瘤具有抑制作用。周教授将本品作为广谱抗癌药应用于各类肿瘤，尤其适用于以湿热瘀结为表现的病证，比如肾癌、膀胱癌、泌尿系感染、肾炎等，常与白花蛇舌草联用。常用量为12～60g。

三、桑寄生

本品为桑寄生科植物桑寄生的干燥带叶茎枝。主产于我国长江流域及其以南地区。具有补肝肾、强筋骨、除风湿、通经络、益血、安胎的功效。《本草求真》言："桑寄生，感桑精气而生。味苦而甘。性平而和。不寒不热。号为补肾补血要剂。缘肾主骨发。主血。苦入肾。肾得补则筋骨有力。不致痿痹而酸痛矣。甘补血。血得补则发受其灌荫。而不枯脱落矣。故凡内而腰痛、筋骨、笃疾、胎堕，外而金疮、肌肤、风湿。何一不借此以为主治乎？"桑寄生息肝风，与夏枯草、石决明、珍珠母、钩藤等联用可平肝风上扰所诱发的高血压、头晕、头痛等；与白头翁、杜仲、菟丝子等联用可平肝风下迫所引起的胎漏、崩漏、腰痛、尿血、便血、肛门坠胀等。常用量为12～30g。

第十八章　前列腺癌

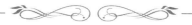

第一节　疾病概述

前列腺癌是指发生在前列腺的上皮性恶性肿瘤，前列腺腺癌是最为常见多发的前列腺癌。中医学界认为前列腺癌可归属于中医的"癃闭""尿血"等病的范畴。在欧美为多发病，占北欧各国男性肿瘤发病率的第一位。前列腺癌的具体发病机制未明，但基因遗传影响、性生活过度、高脂饮食、肥胖等因素会增加罹患前列腺癌的风险。前列腺癌早期常无临床症状，但随着肿瘤的发展，可逐渐出现进行性排尿困难、尿频、尿急、夜尿增多、会阴疼痛等，出现膀胱、精囊、血管神经束、骨、淋巴转移时，出现血尿、血精、阳痿、骨痛、病理性骨折等。目前，手术治疗、放疗是治疗早期前列腺癌的主要方式，中期前列腺癌多采取手术＋放疗、内分泌＋放疗等综合治疗方式，晚期前列腺癌以内分泌治疗为主。中医药与西医治疗可起协同作用，可减少手术、放化疗副反应，提高机体抗病能力，在治疗与巩固疗效，促进、恢复机体功能中起到辅助作用，可有效改善病人生活质量。

第二节　辨证论治

前列腺是男性性腺之一，前贴耻骨联合，后依直肠，具有内分泌、外分泌之能，且尿道从中穿过，扼守尿道上口。就局部而言，前列腺所分泌的前列腺液、前列腺素等皆为"液"之范畴，该液以排泄通畅为顺，忌瘀滞，瘀滞则化痰成瘀。就整体而言，足厥阴肝经环阴器，入小腹，长期情志不舒或暴躁可导致肝经气滞血瘀；湿性重浊，易于阻滞气机，且性下趋；肾主开阖，司二窍，房劳过度、素体偏弱则运化濡养失司，瘀血败精易于阻滞下窍。是以周教授认为肾虚肝郁、气滞痰瘀、湿浊胶结为前列腺癌发病的主要原因，在临床上常以如下经验方辨证加减治疗。

熟地黄 20g，生山药 30g，山茱萸 12g，牡丹皮 10g，茯苓 10g，泽泻 10g，肉苁蓉 12g，生黄芪 30g，生白术 15g，忍冬藤 30g，车前子 15g，刘寄奴 12g，三叶青 12g，生枳壳 10g，半枝莲 12g，白花蛇舌草 12g。

方中以六味地黄丸、肉苁蓉补益精气、固本培元为主；以黄芪、枳壳补气升阳，乃师"阳得正其治于上，阴自顺其化于下"之意；以白术、车前子利湿化浊；以刘寄奴、忍冬藤、三叶青、白花蛇舌草、半枝莲活血通络、消散瘀结。

若有肾阳虚较重，可加巴戟天、补骨脂、淫羊藿、鹿角片等，尤以鹿角片为宜，因其温阳同时具有活血消癥之用；若有精血亏虚之征，可加鹿角胶、龟甲胶、枸杞、沙苑子等以补益精血；若气虚明显，可加生晒参、党参、灵芝等以补气扶正；若瘀血证候明显，可加鳖甲、土鳖虫、水蛭、琥珀、蝼蛄等活血化瘀药；若湿浊明显，可加藿香、青蒿、薏苡仁、土茯苓等；若有骨转移，可加骨碎补、延胡索、三七等活血定痛药。

第三节　医案举隅

案：朱某，男，61岁，于2012年8月15日初诊。2个月前于当地医院检查并行穿刺活检，确诊为前列腺低分化腺癌伴骨转移，于泌尿外科行双侧睾丸切除术。术后未行放、化疗。

刻下：乏力，晨起口干苦，下肢酸软，腰背部疼痛，尚能忍受，夜间盗汗，大便秘结，小便黄，量少不畅。舌淡红，有齿痕，苔黄腻，脉弦细滑。证属肾阴不足，湿热瘀阻。治以补肾益精，清热利湿，活血散结定痛。

处方：生地黄15g，熟地黄15g，生山药30g，女贞子15g，党参30g，生黄芪30g，炙鳖甲15g，炙龟甲15g，青蒿15g，大豆黄卷15g，生薏苡仁30g，生白术15g，车前子15g，忍冬藤30g，刘寄奴12g，三七片12g，生枳壳10g，制大黄10g，化橘红10g，橘络10g，炒鸡内金12g，炒谷芽30g，炒麦芽30g。7剂，每日1剂，水煎300mL左右，分早晚2次，饭后半小时温服。

复诊：大便顺畅，小便仍有不畅，乏力较前好转，舌脉同前，继以前方续服14剂。三诊时，腰背痛较前有所减轻，余症状亦有改善，去制大黄，加丹参15g，继服。后坚持门诊治疗，病情相对稳定，2年后因病情恶化逝世。

按语：方中以地黄、山药、女贞子、党参、黄芪、生白术以补精益气；龟甲、鳖甲以滋阴清热、散结止痛；以青蒿、大豆黄卷、薏苡仁清化湿浊；以车前子、忍冬藤、刘寄奴、制大黄清散下焦湿浊瘀热；以三七活血定痛；以橘红、橘络、稻芽、麦芽助脾胃运化，助消湿浊，诸药共举，良效乃生。然病属晚期，终不能力挽狂澜，实属遗憾！预防为先，诚金玉良言！

第四节　用药点睛

一、刘寄奴

本品为菊科植物奇蒿的带花全草。主产于我国中南、东部地区。

味苦辛，性温。具有破瘀通经、止血消肿、消食化积的功效。周教授认为本品的功效重在活血利水消肿，常用于水瘀互结之病证，如各种前列腺疾病、胸腹水、关节腔积液等。常用量为12～30g。陈士铎所著《辨证录》载"散精汤"，其组成为：刘寄奴30g，车前子15g，黄柏12g，生白术30。主治行房忍精，膀胱之火壅塞，致小便流白浊，如米泔之汁，如屋漏之水，或痛如刀割，或涩似针刺，溺溲短少，大便后急。本方可谓前列腺疾病之通用方，因其紧扣了湿热瘀浊这一前列腺疾病的重要病机。

二、忍冬藤

本品为忍冬科植物忍冬的干燥茎枝。味甘，性寒。主产于我国中南、华北、华东等地区。具有清热解毒、疏风通络的功效，为疮毒要药。《本草纲目》曰："一切风湿气，及诸肿毒，痈疽疥癣，杨梅诸恶疮，散热解毒。"周教授认为本品具有清热利湿、凉血活血止痛的作用。常与瞿麦、萹蓄、白茅根等相配治疗湿热下注之各类淋证；与防己、连翘等相配治疗风湿热痹、痛风等。常用量为30g。

三、蝼蛄

本品为蝼蛄科动物非洲蝼蛄和华北蝼蛄的全虫。全国各地均产。味咸，性寒。具有利水通淋、消肿解毒的功效。《本草纲目》曰："利大小便，通石淋，治瘰疬骨鲠。"朱丹溪认为"蝼蛄利水甚效，但其性急，虚人戒之"。蝼蛄之用在于宣通湿热瘀结，宜与扶正药物同用。与刘寄奴、车前子、琥珀等相配治疗前列腺疾病；与地骷髅、防己、大腹皮等相配治疗腹水；与蜂房、肉苁蓉、巴戟天等相配治疗阳痿、早泄等。常用量为6～10g。

第十九章 卵巢癌

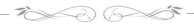

第一节 疾病概述

卵巢癌是女性生殖器官常见的恶性肿瘤之一，其发病率仅次于宫颈癌和子宫体癌而列居第三位。中医学界认为卵巢癌可归属于中医的"癥瘕积聚""肠覃"等范畴。卵巢癌可以发生于任何年龄，但多发生于卵巢功能最旺盛时期及由旺转衰的时期，生殖细胞恶性肿瘤多发生在青年及幼年女性。卵巢恶性肿瘤中以上皮癌最多见，其次是恶性生殖细胞肿瘤。卵巢癌病因未明，可能与家族基因遗传、不良生活习惯、内分泌激素水平改变等因素有关。卵巢癌随着病情的发展，而渐次出现：月经不调、下腹部包块、疼痛、腹腔积液、消瘦等。卵巢癌因病理类型不同而治疗方案不同，多采用外科手术、化疗、放疗等进行综合治疗。中医药与西医治疗可起协同作用，可减少手术、放化疗副反应，提高机体抗病能力，在治疗与巩固疗效，促进、恢复机体功能中起到辅助作用，可有效改善病人生活质量。

第二节 辨证论治

周教授认为卵巢癌发生的主要病理基础在于脏腑、冲任功能失调，气滞、血瘀、痰凝、湿浊互结是主要病机。而在治疗时在于提高整体脏腑功能、调整冲任气血之虚实，宣散局部之气滞，祛除血瘀、痰凝、湿浊，其在临床上周教授常以如下经验方辨证加减治疗。

党参 15g，生黄芪 30g，灵芝 30g，女贞子 15g，肉苁蓉 12g，石见穿 15g，炙鳖甲 30g，猫人参 12g，茯苓 12g，猪苓 12g，生薏苡仁 30g，炒薏苡仁 30g，化橘红 10g，橘络 10g。

方中以党参、黄芪、灵芝、女贞子、肉苁蓉健脾益肾，补气养血，扶正固本；以石见穿、鳖甲、猫人参攻坚散结；以茯苓、猪苓、薏苡仁、橘红、橘络蠲除痰湿浊，并能助脾胃运化之机。

若气滞明显，可减黄芪，加乌药、莪术、小茴香、川楝子等理气通滞；若血瘀明显，加丹参、土鳖虫、穿山甲、水蛭等以活血消癥；若肾阳虚证候明显，则加大肉苁蓉用量，加鹿角片、鹿角霜、沙苑子、巴戟天等以补肾温阳；若毒热明显，可加蛇莓、半枝莲、白花蛇舌草等以清热解毒抗癌。

第三节　医案举隅

案：朱某，女，60岁，于2013年3月2日初诊。以"卵巢癌术后1年，腹胀、腹痛6个月"为主诉。

刻下：形体消瘦，疲乏无力，纳差，腹胀，腹痛，小便黄而短，大便黏滞不爽，一天一次。舌紫暗，苔薄黄腻，脉细涩。证属正虚气滞，湿热瘀浊内阻。治以扶正固本，清热利湿，行气散瘀化浊。

处方：生黄芪30g，党参30g，炒白术15g，肉苁蓉30g，灵芝30g，女贞子15g，生白芍15g，丹参15g，红藤15g，延胡索12g，川楝子6g，香附12g，大腹皮10g，炒枳壳10g，蛇莓15g，防己12g，广藿香15g，蚕沙15g，茯苓12g，化橘红10g，橘络10g，生薏苡仁30g，炒薏苡仁30g，炒谷芽30g，炒麦芽30g。7剂，每日1剂，水煎300mL左右，分早晚2次，饭后半小时温服。

复诊：腹胀、腹痛减轻，大小便顺畅，乏力、食欲好转，继以前方治疗。后以上方为基础加减化裁，坚持门诊治疗，病情稳定。

按语：随着医学的进步、发展，手术成为大部分早期肿瘤疾患的最佳治疗方式。然该手段在治疗的同时，亦形成了新的病理致病因素。以本例病人来说，其出现的腹胀、腹痛就可能与术后腹膜受损有关。所以从焦膜病论治，以红藤、大腹皮、延胡索、川楝子、香附、防己、蚕沙宣通焦膜湿浊瘀阻而获效。

第四节　用药点睛

一、肉苁蓉

本品为列当科植物肉苁蓉的干燥带鳞叶的肉质茎。主产于新疆、内蒙古等沙漠地区。味甘咸，性温。具有补肾阳、益精血、润肠道的功效。《神农本草经》曰："主五劳七伤，补中，除茎中寒热痛，养五脏，强阴，益精气，妇人癥瘕。"《本草汇言》曰："肉苁蓉，养命门，滋肾气，补精血之药也。男子丹元虚冷而阳道久沉，妇人冲任失调而阴气不治，此乃平补之剂，温而不热，补而不峻，暖而不燥，滑而不泄，故有从容之名。"与巴戟天、蛇床子、覆盆子等合用治疗阳痿、早泄、不孕、不育等属阳气虚衰者；与锁阳、核桃仁、黑芝麻等治疗阳虚便秘。周教授依据《神农本草经》中"主妇人癥瘕"的记载，认为其为

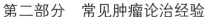

温散瘀结要药，且能大补精血，扶固先天之本，故将其运用于妇科肿瘤、食管癌、胃癌、肝癌、前列腺癌、肾癌等属寒瘀凝结者。常用量为 12～60g。

二、石见穿

本品为唇形科植物华鼠尾草的全草。主产于我国中南、华东、华南、西南等地区。味苦辛，性微寒。具有活血化瘀、清热利湿、散结消肿的功效。周教授认为本品的主要功效在于清化湿浊瘀结，常用于卵巢癌、宫颈癌、盆腔炎、鼻炎等。常用量为 15～30g。

二、水蛭

本品为水蛭科动物蚂蟥或柳叶蚂蟥的干燥体。我国各地均产。味苦咸，性平。具有破血瘀、散积聚、通经脉、利水道的功效。《神农本草经》曰："主逐恶血，瘀血月闭，破血瘕积聚，无子，利水道，又堕胎。"张锡纯认为本品"破瘀血而不伤新血"，且"善破冲任中之瘀，盖其破瘀血者乃此物之良能，非其性之猛烈也。《神农本草经》谓主妇人无子，因无子者多系冲任瘀血，瘀血去自能有子也。"故临床上治疗妇科肿瘤时常用之，然不能恣意而为，需度病人之气血虚实，与补气养血药物同用。与肉桂相伍可治疗各类水瘀互结之囊肿，以肉苁蓉、泽兰、刘寄奴为引治疗卵巢囊肿；以连翘、浙贝母为引治疗甲状腺囊肿；以水红花子、楮实子为引治疗肝囊肿；以车前子、川牛膝为引治疗肾囊肿。常用量为1～6g。

第二十章　子宫颈癌

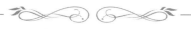

第一节　疾病概述

宫颈癌又称子宫颈癌，是女性常见的恶性肿瘤之一。中医学界认为宫颈癌可归属于中医的"癥瘕积聚""五色带"等范畴。宫颈癌具体发病机制未详，但可能与高危型 HPV 病毒感染、不良性行为、多孕多产、慢性炎症刺激、家族基因遗传、肥胖等因素有关。早期宫颈癌可无临床症状，但随着病情的进展，常出现阴道出血、阴道排液、腹部肿块等症状。目前，早期宫颈癌病人以手术为主，对于中晚期的病人常进行放疗、化疗的综合治疗。中医药与西医治疗可起协同作用，可减少手术、放化疗副反应，提高机体抗病能力，在治疗与巩固疗效，促进、恢复机体功能中起到辅助作用，可有效改善病人生活质量。

第二节　辨证论治

周教授认为宫颈癌是本虚标实之病，本虚在肝脾肾之不足，标实则在于湿毒、痰瘀。产后、经行不慎感触风、寒、湿、热等邪淫，或七情所累、饮食内伤导致脏腑功能失常，气血失调，冲任受损，瘀血、痰浊、湿毒等病理产物渐次而生，留着胞宫，从而导致宫颈肿瘤发生。在宫颈癌的治疗中，周教授特别强调正虚毒结，因当代人生活节奏快，熬夜、嗜欲等不良生活习惯较重，精血屡遭耗损，正气虚赢，邪毒易于侵袭，遂周教授拟定如下经验方辨证加减治疗。

黄芪 30g，党参 15g，女贞子 15g，灵芝 30g，肉苁蓉 15g，生山药 30g，当归 10g，藤梨根 15g，猫人参 15g，丹参 15g，茯苓 12g，猪苓 12g，生薏苡仁 30g，炒薏苡仁 30g，化橘红 10g，橘络 10g，炒麦芽 30g，炒谷芽 30g。

方中以黄芪、党参、女贞子、灵芝、山药、肉苁蓉、当归健脾益肾、补气养血、扶正固本；以藤梨根、猫人参、丹参以活血解毒，化痰散结；以茯苓、猪苓、薏苡仁化中下二焦之湿毒，化橘红、橘络理气健胃以助药物吸收。

若带下较多，则辨白带之色、量、质，分类用药：色白或清稀无臭味者属虚，可加鹿角霜、炒白术、莲子等；色黄质黏，或红，有臭味者属实，可加炙龟甲、旱莲草、败酱草、土茯苓、黄芩、黄柏、白槿花、鸡冠花、红藤等。若气滞明显者，减黄芪，可加香附、厚朴、乌药、小茴香等。若瘀血明显者，可加穿山甲、炙鳖甲、土鳖虫、三棱、莪术、益母草、芫蔚子、花蕊石等。

第三节　医案举隅

案：沈某，女，46岁，以"子宫颈癌术后2个月"为主诉，于2013年1月26日就诊。病人5个月前出现腰痛，白带增多，月经不规则，妇检见宫颈菜花状新生物，约1.5cm×2cm，弹性尚佳，表面光滑，活动度好，病检示子宫颈原位癌，后行手术切除。

刻下：乏力，纳差，腰酸困，白带量多，色黄，有时夹有血丝，气味臭秽，小便黄，大便可，舌淡红，苔黄腻，有齿痕，脉细数。证属脾肾不足，湿热瘀阻。治以健脾益肾，清热解毒，活血利湿。

方用：党参20g，炒白术15g，炒山药30g，灵芝30g，熟地炭20g，女贞子15g，桑寄生30g，炙龟甲15g，败酱草15g，土茯苓15g，红藤15g，苍术10g，生薏苡仁30g，炒薏苡仁30g，山楂炭12g，炒谷芽30g，炒麦芽30g，化橘红12g，橘络12g，炒鸡内金10g。7剂，每日1剂，水煎400mL左右，分早晚2次，饭后半小时温服。

复诊：白带量明显减少，余症亦有所减轻，继以前法治之。后坚持门诊治疗，病情稳定。

按语：刳割之术多损奇经，该例病人白带过多，除却湿热瘀阻等因素外，亦与奇脉受损有关，而"八脉隶属肝肾"，故在方中取龟甲、熟地炭、女贞子、山药补益肝肾，以行固摄之能。熟地炭既能滋养精气，又能收敛固涩，于湿无碍。在临床实践当中，一种疾病往往兼有多证，要善抓主要矛盾，循序渐进，因势利导，随证治之。一定要明药性药理，注意拿捏分寸，切莫随意处之，以免出现利湿伤阴、补气耗血等，导致变证丛生，贻害无穷。

第四节　用药点睛

一、龟甲

本品为龟科动物乌龟的背甲及腹甲。主产长江流域及以南地区。味咸甘，性平。具有滋阴潜阳、补肾健骨的功效。《本草经集注》曰："主治漏下赤白，破癥瘕痎疟，五痔，阴蚀，湿痹四肢重弱，小儿囟不合。治头疮难燥，女子阴疮及惊恚气，心腹痛不可久立，骨中寒热，伤寒劳复，或肌体寒热欲死。"《素问·骨空论》曰："任脉为病，男子内结七疝，女子带下瘕聚。"所以临床常使用龟甲治疗子宫肌瘤、宫颈癌、卵巢癌等癥瘕积聚之病。

与女贞子、肉苁蓉、旱莲草等治疗崩漏、脱肛、子宫脱垂等；与黄柏、知母、地黄、青蒿、地骨皮联用治疗骨蒸潮热、围绝经期综合征。常用量为 10～30g。

二、败酱草

本品为败酱草科植物白花败酱的全草。其同属植物黄花败酱、狭叶败酱及岩败酱，也可作同类品入药。主产于内蒙古自治区及华北、华东等地区。味苦辛，微寒。具有清热解毒、消痈排脓、活血行瘀的功效。《神农本草经》曰："主暴热火疮，赤气疥瘙，疽痔，马鞍热气。"与薏苡仁、附子相配治疗盆腔炎、白带增多、大便脓血、阑尾炎、鼻炎等属湿浊瘀结者。外用可疗下肢湿热下注之皮肤瘙痒。常用量为 15～30g。

三、红藤

本品为木通科植物大血藤的茎。主产于我国中南部、华东、西南、华南等地区。味苦，性平。具有解毒消痈、活血止痛、祛风除湿、杀虫的功效。周教授认为清化湿浊瘀结为本品最主要作用，主要用于急慢性阑尾炎、肠癌、腹膜炎、盆腔炎、宫颈癌等病症；与鱼脑石、蚕沙、荷叶配伍可治疗鼻渊。本品治疗湿热引起的大便黏滞不爽有特效。常用量为 15～30g。

第二十一章　骨肿瘤

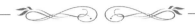

第一节　疾病概述

骨肿瘤是指发生于骨骼或其附属组织的肿瘤，有原发性和继发性、良性和恶性之不同。中医学界认为该病相当于中医的"骨瘤""骨疽""骨痹"等范畴。骨肿瘤的具体病因未详，但可能与家族基因遗传、内分泌异常、慢性炎症刺激、电离辐射暴露、化学毒物接触等因素有关。骨肿瘤常见的临床表现有局部肿胀或肿块、疼痛、运动及功能受限、肌肉萎缩、病理性骨折等。目前，外科手术是骨肿瘤最常用的方法，其他尚有化疗、放疗、免疫治疗等。中医药与西医治疗可起协同作用，可减少手术、放化疗副反应，提高机体抗病能力，在治疗与巩固疗效，促进和恢复机体功能中起到辅助作用，可有效改善病人生活质量。

第二节　辨证论治

肾主身之骨髓，骨骼的强健与否和肾有着密切的联系。周教授认为骨肿瘤发病的根本在于肾中阴阳的失衡。阴虚则热，热则髓液减少则不能濡养骨骼，且内热炼液为痰，炼血为瘀，留着于骨而发肿块；阳虚则寒，寒则液冷为痰，血凝为瘀，留着于骨而发肿块。是以周教授分以下证型论治。

一、肾阳不充，痰瘀痹阻

症状：局部可见肿块，质硬，皮肤不红，疼痛遇寒加重，畏寒，四肢不温，乏力，腰膝酸软，大便溏，小便清长，或有夜尿频多。舌质淡红或紫暗，苔白或腻，脉弦或沉细或涩。

治法：温补肾阳，化痰行瘀。

处方：熟地黄30g，肉苁蓉15g，鹿角片12g，党参15g，当归10g，肉桂6g，炮姜6g，白芥子6g，法半夏10g，骨碎补12g，透骨草15g，炒薏苡仁30g，茯苓12g，生麻黄3g，炙甘草6g。

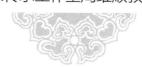

二、肾阴不足，痰瘀痹阻

症状：局部可见肿块，发胀，皮肤发红或发热，腰膝酸软，手足心热，盗汗，小便黄，大便干。舌质红苔薄白或乏苔，脉细数或弦滑。

治法：滋阴补肾，化痰行瘀。

处方：生地黄 20g，天冬 15g，生山药 30g，女贞子 15g，炙鳖甲 15g，龟板 15g，赤芍 10g，牡丹皮 10g，连翘 12g，忍冬藤 15g，半枝莲 12g，白花蛇舌草 12g，山慈菇 12g，老鹳草 15g。

若疼痛明显，可加川乌、草乌、延胡索、鼠妇、三七、乳香、没药等以活血定痛，或以马钱子粉外敷镇痛。若有溃烂，则以"补、托、消"为大法，温清并用，以大剂量金银花、忍冬藤、玄参、蒲公英、紫花地丁等药为清，以生晒参、党参、生黄芪、炮附子、肉桂、鹿角胶、龟甲胶等为补托。临床所见多有兼证，切莫胶柱鼓瑟，对立阴阳。

第三节　医案举隅

案一：何某，男，68岁，因"胸背痛半年余"于2017年6月21日就诊。一年前曾在当地医院查 ECT、骨 CT、MRI 提示胸椎、腰椎多发骨质异常，穿刺活检证实为多发性骨髓瘤，行化疗及靶向治疗。

刻下：形体消瘦，面色黧黑，胸背疼痛，夜间加重，食欲不振，头晕目眩，口干，潮热盗汗，大便干，小便少，舌红少苔，脉细数。证属肝肾不足，痰瘀痹阻。治以滋补肝肾，化痰行瘀。

处方：生地黄 15g，熟地黄 15g，天冬 12g，生山药 30g，女贞子 15g，炙鳖甲 15g，赤芍 10g，地骨皮 10g，丹参 15g，连翘 12g，忍冬藤 15g，半枝莲 12g，白花蛇舌草 12g，山慈菇 12g，鼠妇 6g，老鹳草 15g，炒谷芽 30g，炒麦芽 30g，炒薏苡仁 30g，橘络 10g。7剂，每日1剂，水煎 300mL 左右，分早晚2次，饭后半小时温服。

按语：从阳证、阴证分治骨肿瘤虽属经验之谈，实乃要言不烦。然以阴阳为纲，仍需兼顾气血津液、痰瘀、湿浊、毒热等病理表现，选药更需精当。比如川乌、鼠妇二药均可定痛，然川乌偏于温经散寒止痛，宜用于阴证，不宜单独用于阳证；而鼠妇偏于清热解毒止痛，宜用于阳证，不宜单独用于阴证，故临床上一定要执辨证论治之牛耳。

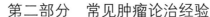

第四节 用药点睛

一、透骨草

本品为大戟科植物地构叶或凤仙花科植物凤仙的全草。全国各地均产。味苦，性温。具有祛风除湿、舒筋活血、散瘀消肿、解毒止痛的功效。《本草纲目》曰："治筋骨一切风湿，疼痛挛缩，寒湿脚风。"本品主要功效在于温散经络筋骨寒湿瘀结，筋骨疼痛属此证者皆可用之。常用量为15g，外用宜大量。

二、老鹳草

本品为牻牛儿苗科植物牻牛儿苗、老鹳草、西伯利亚老鹳草、尼泊尔老鹳草、块根老鹳草带果实的全草。主产于我国东北、华北、西北、西藏等地区。味苦辛，性平。具有祛风通络、活血、清热利湿的功效。《本草纲目拾遗》曰："祛风疏经活血，健筋骨，通络脉。"本品主要功效在于清化经络筋骨湿热瘀阻，筋骨疼痛属此证者皆可用之。常用量为15～30g。

三、骨碎补

本品为槲蕨科植物槲蕨、秦岭槲蕨及光叶槲蕨、崖姜蕨的根茎。主产于西南及浙江、江西、福建、湖北、湖南、广东、广西等地。味苦性温。具有补肾强骨、活血止痛的功效。周教授常用其配伍香茶菜、延胡索等治疗骨转移疼痛；配伍怀牛膝、熟地黄、生石膏治疗放疗后牙痛。常用量为10～30g。

第二十二章　恶性淋巴瘤

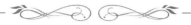

第一节　疾病概述

恶性淋巴瘤是起源于淋巴结或结外淋巴组织和器官免疫细胞恶性肿瘤，可发于身体任何部位，以淋巴结、扁桃体、脾和骨髓最易累及。中医学界认为该病可归属于中医"石疽""恶核""痰核"等病范畴。恶性淋巴瘤具体发病机制未详，但与病毒感染（EBV 等）、免疫功能异常、电离辐射、化学毒物接触等因素有着密切的联系。恶性淋巴瘤的临床症状多样，可见乏力、消瘦、骨痛、发热、皮肤瘙痒等，但无痛性淋巴结肿大是其特征。由于淋巴瘤具有高度异质性，其个体治疗上差别很大，目前常用的治疗方法有放疗、化疗、造血干细胞移植、外科手术等。中医药与西医治疗可起协同作用，可减少手术、放化疗副反应，提高机体抗病能力，在治疗与巩固疗效，促进、恢复机体功能中起到辅助作用，可有效改善病人生活质量。

第二节　辨证论治

淋巴瘤的形成与正虚、气郁等因素有关。正气虚惫，则易受六淫侵袭，留而不去，邪气客于经络、膜腠，与津液、血液相搏，胶结而化痰瘀。另一方面，正虚之人，特别是素体脾虚、肾虚者，水液代谢失常，易生湿浊，湿浊不化，凝聚成痰。忧思恚怒，气结气郁，久而化火，炼液为痰，炼血为瘀，而成痰热、血瘀抟结之势，遂发此病。周教授认为无论淋巴瘤具体原因是什么，痰瘀均为最直接的病理表现。痰为津液之停，瘀为血液之凝，莫不因寒热而成。是以周教授临床上常分以下证型论治。

一、寒痰瘀滞

症状：耳下、颈项等处肿核，或见内脏痰核，不痛不痒，坚硬如石，皮色不变，伴见形寒肢冷，神疲乏力，呕恶纳呆，舌质暗淡，苔薄白，脉细弱。

治法：温化寒痰，化瘀散结。

方药：蛇六谷 10g，白芥子 10g，肉桂 6g，炮姜 6g，鹿角片 12g，肉苁蓉 12g，莪术 12g，炒白术 12g，茯苓 12g，炒薏苡仁 30g，化橘红 10g，橘络 10g。

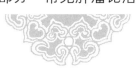

二、痰热瘀阻

症状：颈部、腹股沟或脘腹等部位可见肿块，发热较甚，或伴疼痛，常伴有盗汗，手足心热，大便干涩，舌质红或绛，或有瘀斑，少苔无津，脉细数。

治法：清热化痰，化瘀散结。

方药：山慈菇 12g，猫爪草 12g，夏枯草 12g，浙贝母 12g，连翘 12g，炙鳖甲 15g，天冬 15g，女贞子 15g，生薏苡仁 30g。

若气虚偏重，可加生晒参、黄芪、党参、太子参、灵芝等益气扶正；若血瘀较甚，可加赤芍、丹参、水蛭、土鳖虫、穿山甲等以活血化瘀；若痰结较重，可加海藻、昆布、白僵蚕、三叶青等以化痰散结；若气郁明显，可加柴胡、郁金、香附等以行气解郁。

第三节　医案举隅

案：徐某，女，57岁，初诊2013年2月19日。病人于2013年初自我检查发现右侧腋下肿物约 1.5cm×1.0cm 大小，无发热，感肿胀疼痛，无流脓。行彩超示右侧腋下淋巴结肿大。后行 CT 示双侧腋窝淋巴结肿大（可见多个软组织结节影，右侧最大直径约为 1.3cm，左侧最大直径约为 0.6cm）。后予局麻下行腋下淋巴结活检术，术后病检示非霍奇金淋巴瘤、B 细胞套细胞淋巴瘤型。

刻下：神清，倦怠乏力，腋下肿块，质地较硬，无溃烂、发热，烦躁易怒，口干，口苦，胃纳欠佳，腰酸困，夜寐尚可，大便黏而不畅，小便正常，舌质暗淡，苔白腻，脉弦细。证属肝郁脾虚，痰瘀气滞。治以疏肝健脾，理气化痰，化痰散结。

处方：柴胡 10g，生白芍 10g，炒白术 15g，茯苓 15g，黄芩 6g，连翘 10g，浙贝母 10g，党参 15g，肉苁蓉 15g，炙鳖甲 15g，蛇六谷 10g，猫爪草 10g，化橘红 10g，橘络 10g，生薏苡仁 30g，炒薏苡仁 30g，炒谷芽 30g，炒麦芽 30g。7剂，每日1剂，水煎 300mL 左右，分早晚2次，饭后半小时温服。

复诊：上述症状有所好转，守上方继续巩固治疗。

后病人行 CHOP 方案化疗 6 疗程，于 2013 年 9 月 12 日复诊。

刻下：腋下淋巴结较前明显缩小，头晕，疲乏无力，怯寒，腰膝酸软，纳差，口淡无味，食后腹胀，下午加重，双下肢稍肿，小便可，大便溏，夜寐欠安。证属脾肾阳虚，正气亏虚。治以健脾益肾，益气扶正。

处方：生晒参 12g，炒白术 15g，茯苓 15g，姜半夏 10g，砂仁 3g，巴戟天 15g，菟丝子 15g，肉苁蓉 10g，补骨脂 10g，盐杜仲 15g，桑寄生 15g，鹿角片 10g，炙龟甲 15g，化橘红 10g，橘络 10g，炒薏苡仁 30g，炒谷芽 30g，炒麦芽 30g。7剂，每日1剂，水煎

300mL 左右，分早晚 2 次，饭后 2 小时温服。并嘱暂停化疗。

复诊：诸证有所减轻，继以前方巩固治疗。后坚持门诊治疗，诸药随证加减，病情稳定。

按语：临床所见各类未行手术、化疗、放疗等治疗的肿瘤病人，除少数表现出虚证外，大多数为虚实夹杂，体内多呈正邪交争之势，故多以扶正祛邪之法，标本兼顾，而已行各种西医治疗之后，往往以虚证为多。具体而言，手术病人多呈气血亏虚之象，与刳割气血受损有关；化疗病人多呈肝脾肾不足之象，与化疗药物损伤肝脾肾、抑制骨髓功能有关；放疗病人多呈阴虚火旺之象，与射线灼伤精血有关，所以在临床上要辨证处之，切莫臆想为之。本例病人，可堪借鉴。

第四节　用药点睛

一、山慈菇

本品为兰科植物杜鹃兰、独蒜兰或云南独蒜兰的干燥假鳞茎。主产于我国西南地区。味甘，微辛，性寒。具有清热解毒、消肿散结的功效。《本草新编》曰："山慈菇根……消痈疽、无名疔毒，散隐疹、恶疮，蛇虫啮伤，治之并效。此物玉枢丹中为君，可治怪病。大约怪病多起于痰，山慈菇正消痰之圣药，治痰而怪病自可除也。或疑山慈菇非消痰之药，乃散毒之药也。不知毒之未成者为痰，而痰之已结者为毒，是痰与毒，正未可二视之也。"本品为消散痰热瘀结要药，常辨证用于淋巴瘤、甲状腺癌、肺癌等恶性肿瘤的治疗。与防己、牛蒡子、防风等合用可治疗痛风或痛风性关节炎。常用量为 10g。

二、夏枯草

本品为唇形科植物夏枯草或长冠夏枯草的果穗。主产于我国东北、华北、华东等地区。味苦辛，性寒。具有清火明目、散结消肿的功效。《神农本草经》曰："主寒热，瘰疬，鼠瘘，头疮，破癥，散瘿结气，脚肿湿痹，轻身。"本品主消散痰火热结。与连翘、忍冬藤、浙贝母、天花粉、猫爪草等合用治疗各类淋巴结肿大、甲状腺结节等；与蒲公英、瓜蒌合用治疗乳痈；与板蓝根、苏木合用治疗急性腮腺炎。常用量为 10～30g。

三、猫爪草

本品为毛茛科植物毛茛的块根或全草。主产于我国南部及东部地区。味甘辛，性平。具有化痰散结、解毒的功效。周教授常用其治疗肺癌、甲状腺癌、淋巴瘤、甲状腺结节、乳腺结节等；配合夏枯草、香附等亦可治疗淋巴结肿大、淋巴结炎。常用量为 12g。

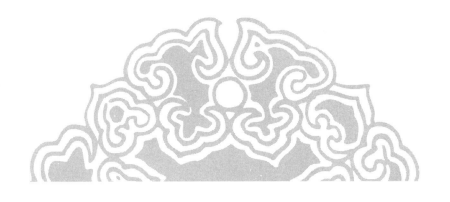

第三部分　常见杂病论治经验

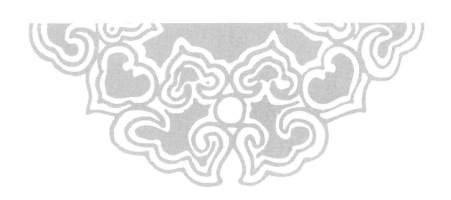

第一章 头 痛

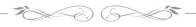

　　头痛在临床中颇为常见，其中血管神经性头痛所占比例甚大。其临床表现为：头痛间歇性发作，多由过度劳累或情志刺激所诱发，发作时多为一侧或双侧头部搏动性跳痛、胀痛，或有刺痛、紧箍感，常伴有恶心、呕吐、烦躁、失眠等症状。其病因病机复杂，多为风、火、痰、瘀、郁、虚相互胶结发病。急性发病者易治，久病迁延不易治。江南地区社会经济发达，此类病人或迫于工作，或纵于生活，往往存在过度透支的现象，而形成本虚标实之证。故周教授针对本地域发病特点，拟定如下经验方治疗：

　　制黄精 30g，全蝎 3g，酒地龙 6g，制白附子 6g，柴胡 10g，白芷 10g，川芎 6g。

　　方中以黄精补益精血为君，甘缓止痛；白附子祛除经络之风痰；全蝎、地龙蠲除经络之瘀滞；柴胡条达气机以开郁结；白芷、川芎辛香透达以止痛。诸药相合，则虚可补，实可消。若有火热者，可加水牛角、生石膏、玄精石等；若肝阳上亢者，可加珍珠母、白头翁、钩藤、夏枯草、苦丁茶等；若为遇风寒发作，可加巴戟天、肉苁蓉、补骨脂、山茱萸等；若血虚较重者，可加熟地黄、当归、白芍、党参等；若精血大亏者，可加龟甲、鹿角胶、紫河车、菟丝子、沙苑子等。

　　医案举隅：

　　张某，男，42 岁，于 2014 年 11 月 9 日初诊。以"劳累后头痛 15 年"为主诉。15 年前患左侧面神经麻痹，愈后出现左侧颞部头痛，为搏动性胀痛，每于劳累后发作。近来变更工作，从事货运，熬夜甚多，头痛频发。

　　刻下：乏力，头面怯寒、恶风，左侧颞部搏动性胀痛，口淡，食欲一般，大便溏，腰酸。舌质淡，苔薄白，脉细涩。证属脾肾阳虚，风痰瘀阻脑络。治以温健脾肾，祛风化痰，活血通络止痛。

　　处方：党参 15g，黄芪 15g，炒白术 15g，生山药 30g，山茱萸 15g，淫羊藿 15g，沙苑子 15g，盐杜仲 15g，制白附子 10g，制黄精 30g，全蝎 3g，蜈蚣 1 条，酒地龙 6g，柴胡 10g，川芎 10g，白芷 10g，防风 10g，茯苓 10g，陈皮 10g，炙甘草 6g。3 剂，每日 1 剂，水煎 400mL 左右，分早晚 2 次，饭后 1 小时温服。

　　复诊：药后头已不痛，继予前方 7 剂。后陪诊时言自行服药 3 月余，未见复发。

第二章 失 眠

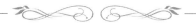

　　"阳不入阴"是学术界公认的主要失眠病机，而观诸临床，"胃不和则卧不安"是形成"阳不入阴"的重要一端。因为长期的失眠，必然耗损阳气、阴精，是以逐渐形成虚阳外浮、燥热内生的状态。又且阳气耗损，无以化气行津，津停为痰，痰溜经隧，阻血为瘀，使营卫交通不利，渐成阳不入阴之势。而中焦脾胃，乃人体升降之权，可助阴阳交合。"脾升则肾肝亦升，故水木不郁；胃降则心肺亦降，故金火不滞。火降则水不下寒，水升则火不上热。"是以呈下温上清之势。除却这些理论支持外，在临床实践中可见失眠病人，往往伴随消化道症状，比如纳呆、腹胀、大便溏结不畅等。遂以下方统治之：

　　党参 15g，炒白术 12g，茯神 12g，炙甘草 6g，法半夏 12g，陈皮 12g，麦冬 20g，五味子 3g，石菖蒲 6g，郁金 6g，丹参 12g，炙远志 6g，炒谷芽 30g，炒麦芽 30g，黄连 1g，肉桂 1g。

　　方中以六君子汤健脾和胃，升清降浊，斡旋中焦之气；以麦冬、五味子滋养阴液，涵敛阳气；取石菖蒲、郁金、丹参、远志以涤痰通络，清心解郁，舒缓焦虑；以炒谷芽、炒麦芽助脾胃运化；以黄连、肉桂交通心肾。诸药并举，则脾胃健运，清升浊降，水火既济，心肾两安，是以安然入眠。若有夜间多梦、易醒者，可加用磁石、琥珀等；偏阳虚者，可配伍肉苁蓉、巴戟天等温润之药。

第三章 黄 疸

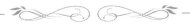

《黄帝内经》云："湿热相交，民病黄疸。"《金匮要略·黄疸病脉证治第十五》言："黄家所得，从湿得之。"而从"诸病黄家，但当利其小便。假令脉浮，当以汗解之"所析出的发汗、利尿二法是黄疸病的重要治则，特别是对于肝细胞性黄疸来说，已成滥觞。然用之临床虽有良效，但于迁延性黄疸则是泥牛入海，药石乏灵。穷则思变，通过长期临床观察，周教授认为湿热虽是黄疸的重要成因，但脾胃健运则能散精于肺，通调水道，下输膀胱，湿热焉从何来？肾气壮旺则火能生脾土，中州运行，寒湿焉来？肾中精血充足而水能生木则肝体有养，疏泄有常，湿郁何来？所以在临床之上多采用补肾养肝、健脾柔肝之法治疗黄疸。补肾药多用肉苁蓉、巴戟天、菟丝子、淫羊藿、楮实子等；健脾药多用党参、黄芪、白术、苍术、茯苓、薏苡仁等；柔肝药多用柏子仁、酸枣仁、枸杞子、白芍、黄精等。

采用补肾养肝、健脾柔肝之法治疗黄疸，关键在于明确应用指征，除却常见的肝肾、脾胃虚弱证候外。周教授亦总结出两点作为补法治疗黄疸的节点。其一为病程之新久，以10日为期，《金匮要略》有云："黄疸之病，当以十八日为期，治之十日以上瘥，反剧为难治。"其二为理化指标，即表现出胆红素总量下降缓慢，出现平台期，或TBIL（总胆红素）在100μmol/L。需要注意的是，本节所提到的黄疸是肝细胞性的，非阻塞性、胆源性黄疸！

医案举隅：

杨某，男，56岁，于2012年10月9日初诊。以"发现乙肝20余年，黄疸1年余"为主诉。1年余前熬夜劳累后出现黄疸，于当地医院住院治疗1月余，给予保肝、退黄治疗，病情稳定后出院。院外坚持服用中药（所示处方为茵陈蒿汤加味）治疗半年余，TBIL下降至86.2μmol/L，然后续继服上药，指标无明显变化。

刻下：肤色暗黄，乏力，纳差，偶有呕恶，右胁胀痛，下午明显，下肢轻度浮肿，小便黄，大便溏，腰凉而酸困，夜寐可。舌质淡红，苔白腻，根部略黄，脉涩。证属脾肾阳虚，寒湿内蕴。治以温肾健脾，散寒除湿。

处方：党参20g，黄芪20g，炒白术15g，茯苓15g，法半夏10g，陈皮10g，豆蔻5g，砂仁5g，干姜5g，炒白芍10g，炒当归10g，巴戟天15g，淫羊藿15g，炒苍术10g，炒薏苡仁15g，茵陈12g，海金沙12g，旋覆花10g，瓜蒌皮10g，红花3g。14剂，每日1剂，水煎400mL左右，分早晚2次，饭后1小时温服。

复诊：胃纳已开，乏力好转，大便成形，右胁胀痛减轻，效不更方，守上方续服1月。后复查TBIL下降至37.0μmol/L，继续服药月余指标正常。

第四章 崩 漏

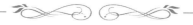

　　崩漏为妇科常见疾病，是由各种原因所引起的子宫出血，治疗上以达到止血为主，多从血热、气虚、气陷、气郁、血瘀、外伤等论治，常用方有归脾汤、固本止崩汤、逐瘀止崩汤、清热固经汤等。而周教授多从调理奇经入手，以补肾壮督、调摄冲任为大法，从下方加减治疗功能性子宫出血，或人流术后或子宫肌瘤、子宫内膜异位导致的出血如崩，或淋漓不净，多收良效。

　　龟甲 30g，鹿角霜 15g，枸杞 15g，党参 15g，肉苁蓉 10g，炒杜仲 15g，女贞子 15g，墨旱莲 15g，沙苑子 10g，当归 10g，淡竹茹 12g。

　　方中以龟甲、女贞子、墨旱莲滋阴潜阳，固摄精血；以鹿角霜、肉苁蓉、杜仲、沙苑子温肾壮阳，固摄气血；以党参、当归补气养血；以淡竹茹清热凉血，散瘀止崩。若瘀血重者，可加益母草、花蕊石。

医案举隅：

　　袁某，女，46 岁，于 2015 年 6 月 5 日初诊。以"月经淋漓不止伴气短、乏力 3 月余"为主诉。3 个多月前无明显诱因出现月经淋漓不止，至当地医院行彩超示多发子宫肌瘤，给予中药（处方为归脾汤加味）内服治疗 2 月余无好转。

　　刻下：贫血貌，乏力，气短，心悸，手脚心热，腰酸，食欲差，夜寐易醒，大小便可，经色淡红，淋漓不止。舌体淡胖而大，有齿痕，苔薄滑，脉芤。证属阴阳两虚，冲任不固。治以滋阴养血，温阳益气，调摄冲任。

　　处方：龟甲 30g，鹿角霜 20g，党参 30g，枸杞 20g，肉苁蓉 15g，沙苑子 15g，女贞子 15g，墨旱莲 15g，炒杜仲 30g，桑寄生 15g，当归 10g，炒白术 10g，茯神 15g，淡竹茹 15g。5 剂，每日 1 剂，水煎 400mL 左右，分早晚 2 次，饭后 1 小时温服。

　　复诊：药后乏力稍减轻，漏血已少，继以前方续服 20 剂。后电话诉：漏血已止半月余，诸症均有减轻。因路远，嘱于当地照原方配药继服 2 个月。此后准时潮汛，经期 4～7天，无不适。

第五章 霉菌性阴道炎

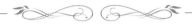

霉菌性阴道炎或念珠菌性阴道炎即外阴阴道假丝念珠菌病，是由念珠菌引起的一种常见多发的外阴阴道炎症性疾病，其以外阴瘙痒、白带增多为主要症状，白带一般很稠，呈豆渣样或乳凝块状。本病在南方地区发病较高，且具有反复发作、迁延难愈的特点。

霉菌属六淫之中的湿浊秽毒之邪，其性属阴，而是否容易感染则在于正气之强弱，尤其与脾肾关系密切。肾为先天之本，主藏精，主水，五脏六腑皆赖其温煦濡养。脾为后天之本，主运化水谷精微，喜燥恶湿。若久病体虚，若犯劳倦，若犯房劳，则脾肾虚惫，阳微阴盛，湿邪内聚，与寒抟结，化生湿浊秽毒之邪，则内外相感，霉菌趁虚而入。正如《黄帝内经》所云："邪之所凑，其气必虚。"周教授认为本病应"益火之源，以消阴翳"，以健脾温肾、温中散寒、清热燥湿，利湿化浊等复法兼施为主。

健脾药：党参、炒白术、茯苓、炒山药、芡实、莲子等。

温肾药：鹿角霜、巴戟天、补骨脂、沙苑子、制附子等。

清热燥湿药：黄芩、黄柏、黄连、苦参、车前子等。

利湿化浊药：土茯苓、鱼脑石、青蒿、薏苡仁、败酱草、红藤等。

医案举隅：

吕某，女，43岁，于2017年7月11日初诊。以"外阴瘙痒伴白带增多3年余"为主诉。3年余前同房后，出现外阴瘙痒，豆渣样白带，量大，有腐臭味，反复使用"克霉唑""伊曲康唑"等药物治疗，效差。平素内衣、袜子同洗。

刻下：体胖，面暗黄，有油光，乏力，外阴刺痒，遇热加重，坐立不安，豆渣样白带，夹有黄浊涕样分泌物，量大，腰酸困，大便黏腻不爽，小便略黄。舌质淡胖，边有齿痕，苔白腻，根部腐腻而黄，脉濡。证属脾肾不足，瘀热内结，湿浊下注。治以健脾益肾，清热散瘀，利湿化浊。

处方：鹿角霜15g，炒山药30g，炒白术30g，苍术10g，党参15g，茯苓15g，生薏苡仁30g，败酱草30g，鱼脑石15g，青蒿15g，红藤15g，制附子10g，荷叶15g。7剂，每日1剂，水煎400mL左右，分早晚2次，饭后1小时温服。另予败酱草30g、艾叶30g、冰片5g煎汤熏洗外阴。嘱家庭成员贴身衣物、袜子等分开洗涤，以免交叉感染。

复诊：外阴瘙痒已无，白带黏稠，量已明显减少，余症亦有减轻，原方继服7剂。三诊时诸症均瘥，继予7剂以巩固之。后复查白带未见真菌，随访未闻复发。

第六章　鼻　炎

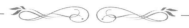

鼻炎是由病毒、细菌、变应原、各种理化因子以及某些全身性疾病引起的鼻腔黏膜炎症。常见的症状有鼻塞、多涕、头痛、记忆力减退等。鼻炎的治疗重在详察症状，鉴别病因，给予对症药物。

急则治标：

因于风，多表现为鼻痒，咽痒，耳朵痒，遇风而发，喷嚏连作，治宜疏风，药用荆芥、荆芥穗、防风、蝉蜕等。

因于寒，多表现为怯寒、遇冷而作，治宜散寒，药用荆芥、荆芥穗、苏叶、广藿香、细辛、白芷等。

因于热，多表现为鼻干，出气热，鼻红，鼻翼扇动，鼻出血，涕中夹血，治宜清热，药用葛根、黄芩、白茅根、旱莲草等。

因于湿，多表现为鼻涕色白黏腻、耳道潮湿或黏腻，治宜祛湿，药用薏苡仁、滑石、茵陈、藿香、佩兰等。

因于痰，多表现为鼻涕色黄质黏稠，鼻痂，鼻后滴漏，治宜化痰，药用胆南星、鱼脑石、芦根、浙贝母等。

因于浊，多表现为鼻涕色黄如脓且量大、遇异味或异物而发，治宜化浊，药用藿香、佩兰、青蒿、鱼脑石、败酱草、红藤、蚕沙、荷叶等。

需要注意的是，鼻涕清稀如水且量大为饮，治宜蠲饮，药用干姜、细辛、防己、葶苈子等；鼻塞随体位改变，平卧后加重、侧卧后加重亦为饮，药用同前；鼻塞不随体位改变为瘀，治宜化瘀，药用石打穿、皂角刺等。

临床所见多夹杂致病，比如风寒痰饮、风痰瘀热等证，需要详辨，进行综合治疗。

缓则治本：

外邪是导致鼻炎发病的重要因素，而"卫主卫外"。《灵枢·本脏》云："卫气者，所以温分肉，充皮肤，肥腠理，司开阖者也……卫气和则分肉解利，皮肤调柔，腠理致密矣。"因而，鼻炎缓解期重在调和、提高卫气功能。卫气源于下焦，充养于中焦，宣发于上焦，是故提高卫气功能重在肺、脾、肾三脏。偏肺脾气虚者，可选玉屏风散加减；偏肺肾不足者，可选河车大造丸加减；偏于脾肾不足者，可选无比山药丸加减。

医案举隅：

姜某，男，28岁，于2014年9月20日初诊。以"鼻塞、流涕、打喷嚏10天"为主诉。有过敏性鼻炎病史，每于冬春、秋冬发病。

刻下：乏力，头昏，眼痒，鼻痒，左耳闷，耳道内黏腻，晨起喷嚏连作，鼻塞，遇冷、夜间平躺后加重，鼻咽部有异物感，吞咽不下，鼻干，出气热，流黄浊涕，鼻道内有黄痂，手脚自感发热，大便散而不成形，小便热。舌淡胖，有齿痕，苔薄白而厚薄不均，脉浮。证属风寒上闭清窍，痰热夹饮，脾虚。治以疏风散寒，清热化痰蠲饮，健脾益气。

处方：广藿香 15g，荆芥穗 10g，防风 10g，葛根 15g，黄芩 12g，胆南星 10g，鱼脑石 15g，青蒿 15g，浙贝母 10g，防己 10g，葶苈子 10g，生薏苡仁 15g，党参 15g，炒白术 15g，茯苓 15g。3 剂，每日 1 剂，水煎 400mL 左右，分早晚 2 次，饭后 1 小时温服。嘱注意避风寒、勿食辛辣。

复诊：药后鼻窍已通，诸痒已消，鼻涕大减。继予前方 4 剂内服，诸症均安。

第七章　膏　方

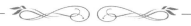

　　冬令进补吃膏方，是江浙沪一带百姓历来喜爱的一种进补方式，所谓的"冬令进补，来年打虎"，意思就是利用冬季收藏季节，把身体尚未达到平衡的生理和病理上出现的气血失调、阴阳失和的现象，用中药来进行调理，使来年有更充沛的精力学习和工作。

　　冬季是万物收藏之季。《素问·四气调神大论》说："此冬气之应藏，养藏之道也。"表明冬天的三个月是闭藏的季节，是生机潜伏、万物蛰藏的时令；冬季腠理不要开泄，以免潜藏的阳气向外激发；在"春夏养阳"之后，虽然体内的阳气已得到补充，但不一定能达到阴阳平衡，"气与血"的关系在体内极为微妙。古人已把气血的关系认为："气为血之帅，血为气之母。"所以，"气行则血行，气滞则血瘀"。故在冬令收藏之时，采用"秋冬养阴"之法是极其必要的。这也是"春夏养阳"的继续。冬季不能把阴血调整好，一到春天阴血随阳气外泄时，也随之走于脉外，就可加剧脉中的血瘀现象，使旧病加剧或再发。"阴者"包括了营和血，乃肝、肾二脏主宰，主藏血、主藏精髓，又是同源，精血互生。张景岳认为："阴虚即精虚，阴虚则病，阴绝则死。"更表明精虚则气无所附，生化之机息矣。所以，补阴也是很重要的。其代表药应属胶类。如阿胶、龟板胶、鹿角胶等。此乃补血益髓，血肉之有情之品，是栽培身肉之精血，常配用益气、健脾、活血之药，所以，在冬藏之时，调理阴阳、气血，次年才可达到长期的阴阳平衡，五脏六腑协调，气血和顺，百病不生。因此膏滋是"冬令调治"的最佳剂型。

一、膏方的定义

　　膏方，又称"煎膏""膏滋"，是最古老的方剂剂型之一，是滤取药物的煎液，经浓缩后加入冰糖或蜂蜜等整炼成稠厚的药膏，外观黏稠，入口甘腴，具有滋补、治疗、预防的作用；还能滋补强身、抗衰延年、治病纠偏。膏滋立意在于平调、缓图、长效，利用药物的偏胜之性，来纠正人体阴阳气血的不平衡，以求机体达到"阴平阳秘，粗神乃治"的健康状态。

二、膏方的适用范围和适宜人群

　　膏方可分两大类。清膏偏于治疗，仅以糖熬炼成膏的称素膏，有滋润脏的功效，多用于春秋夏三个季节；膏滋偏于调理，含有动物类药物，以胶炼膏称为膏滋；虽滋而补虚，润而泽脏，主要用于冬季。冬季进补膏方一般以"头九"到"六九"这50天为宜。

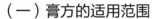

（一）膏方的适用范围

1. 用于慢性虚弱性疾病

"久病多虚，虚则补之"，是慢性虚弱病的治疗原则。因为呼吸系病多是病程长，常有"虚实夹杂、气虚血瘀、阴亏阳弱"的表现。非一针一药所能奏效，故必须选择一种适宜久服，既不伤脾胃，又能补虚，简便安全的剂型，故膏方最为理想。

2. 用于病后、术后、产后的调理

此类病者，体质虚弱，全身机能减退，肠消化力降低，需服调补药。选用膏方不仅营养丰富，而且容易吸收，又能补充能量，能使机体尽快康复。

3. 用于养生延年

人到中年，就开始出衰老，精气肝肾津血日益衰弱。抗衰非一朝一夕之事。所以，采用本法是能够维持人体阴阳平衡，加强脏气血功能，起到延年益寿的作用。

（二）膏方的适用人群

1. 工作压力大，烟酒过度，容易疲劳，睡眠欠佳，亚健康者。

2. 有妇科疾病、月经不调，及由此而引发黄褐斑、痤疮、脱发的妇女。

3. 面色灰暗、性功能减退、容易感冒者。

4. 患有慢性老年病如糖尿病、前列腺肥大、老年性耳聋、高血压、冠心病、慢性支气管炎、中风后病情稳定者、骨质疏松症患者。

5. 病后及手术后处于恢复期者，包括手术后、化疗后、放疗后的肿瘤病人。

6. 面临中、高考，学习压力巨大，注意力集中困难，精神不振的学术群体。

7. 希望中药调理、美容养颜、以内养外的爱美女士。

同时，膏方在很多患者的心里只是滋补品，其实膏方除了强身健体、延年益寿作用外，还可以发挥良好的疾病防治效果。作为经验丰富的肿瘤专科中医师，开具肿瘤病人的膏方时应遵循中医肿瘤的治则与治法理论，针对肿瘤疾病的发展阶段特点，一人一膏，为每位肿瘤患者提供一个适合自身疾病特点的个体化处方。

三、膏方中常用的胶类药物及辅料

阿胶（每个病人 200～250g）、龟板胶（每个病人 250～500g）、鹿角胶（每个病人 100～150g）、冰糖（500g，糖尿病病人或高血糖病人用木糖醇 250g 代替）、黄酒（250g）。

一般中草药用量为平时处方用药的 10 倍，膏方中药，水煎浓缩后，根据病人需要加入以上不同的胶，然后加上黄酒 250g 和冰糖 500g 或木糖醇 250g，储备用，早晚各服一匙，开水冲服；如果服药期间感冒、腹泻或患其他疾病必须暂停服用。

四、膏方的制作

膏方是中医的精华，也是一门高深学问。膏方的制作讲究的是道地，不仅选材要道地，炮制要道地，制作加工也要道地，而膏方的最大特色是"一人一方""量身定做"。膏方必需根据中医的基础理论，按八纲、五脏辨证方法，审因求证，辨气血虚弱、阴阳失衡、脏腑失和的不同类型，分别选用不同的补益方剂，不能滥施妄用补法。

（一）膏方的配伍要点

医必执方，医不执方；补而不滞，动静结合；五脏六腑，阴阳平衡；益气补血，生津填精是调正整体，达到阴平阳秘的关键；培补脾胃，滋润肝肾，是健康长寿的首要条件。而开具膏方的过程中，应该注意：①脉案的重要性。膏方体现了中医传统的理、法、方、药，也属于中国文化的一部分。②法则和方药的体现。从脉案中可以了解到病因、病机、症状、治则和药物的配伍。③收膏的方法和医嘱。要让病人和药师知道用什么胶和其他需要加的辅助物品以及服法和注意点。

（二）膏方的制作

1. 准备

以饮片为主组方备用，贵重药品研粉，鲜果实取汁备用。

2. 煎煮

把饮片放入大容器内，冷水浸泡一夜（12 小时以上），水埋过药面 1～2cm，第二天用文火煮，待药得到充分膨胀，再加大火力煎沸一小时以上，过滤取汁，共反复三次以上。以药味淡薄为度，3～4 次药汁混合，再把毛巾或四层纱布过滤（可重复）这叫除沙。再取澄清液。备用。

3. 浓缩

将以上备用的澄清液，先用武火煮沸，去上浮沫，再改用文火。此叫蒸水法浓缩，直到表面结皮，同时不断地搅动以防焦化。

4. 收膏

将冰糖或蜂蜜加入浓缩药液中，边加边搅，再度浓缩，直至收膏。若要加胶类（阿胶、龟板胶、鹿角胶等），应先在浸饮片时，同时在另一容器内放入胶，再加半斤酒溶化，煎药时可先蒸化备用。当浓缩液加入冰糖或蜂蜜后，稍搅并收膏即可把备用的胶倒入，边加边搅。直至收膏。

收膏要求：当搅拌棒上的膏汁下滴成一条线时（类拟拔丝），或把膏汁滴入冷水中成珠状时，即可离火，并倒入已洗干净的容器中（不能用玻璃和铝罐），冷却后加盖，收藏备用。

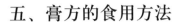

五、膏方的食用方法

传统膏方的服用时间为秋冬季，现代养生不局限于冬季。用少量开水溶化后服用；开始服用时早晨空腹服用 1 次，一周后改为一日服两次，早晚饭前一小时空腹服，若胃胀时，请医生调治后再服。若遇外感、腹泻、急性病等，停服。

六、膏方的禁忌

服用膏方期间要忌食辛辣，不宜暴饮暴食、不宜过食生冷、不宜偏食挑食、不宜饮酒过度。忌茶，阳虚体质忌生冷，阴虚体质忌辛辣，痰盛湿重者忌油腻、甜食；哮喘者免鱼腥虾蟹；有感冒、发热时治愈后再服。如果近期饮食过于肥甘厚腻，可以先停止服用膏方，避免积食上火。女性月经期都应停止服用膏方。

七、膏方的储存方法

落成的膏必须冷却后加盖，容器要洗净，缸内取药的匙要干净不能沾水和重复使用，以防霉变。若出现霉花时即去上霉，加盖蒸沸后，再冷却后加盖，或直接放在文火上煮沸，必须边煮边搅排，以防焦化。一般情况下放在阴凉处，放冰箱冷藏更佳。

八、临床应用举例

病案一：王某，男，52 岁，大学教授。

胃癌术后，近有失眠、眩晕、乏力，苔薄白，脉细弦。拟方：

蒲公英 300g	藤梨根 150g	水杨梅根 150g	猪苓 150g
茯苓 150g	生薏苡仁 300g	炒薏苡仁 300g	白花蛇舌草 150g
炙鸡金 150g	生黄芪 300g	女贞子 120g	炒酸枣仁 200g
焦白术 120g	夜交藤 300g	特优石斛 120g	灵芝 300g
橘红 120g	橘络 120g		

水煎浓缩后加入阿胶 250g，龟板胶 250g，冰糖 500g，黄酒 250g，收胶储存备用，早晚各一匙，开水冲服，遇感冒腹泻时停服。

病案二：姜某，女，61 岁，美院副教授。

肺癌术后，时有咳嗽、气急、胸闷，左下肢湿疹、瘙痒，苔薄黄腻，脉细滑。拟方：

白花蛇舌草 150g	半枝莲 150g	三叶青 120g	石见穿 150g
南方红豆杉 100g	南沙参 150g	北沙参 150g	猫人参 150g
猫爪草 150g	杏仁 100g	浙贝母 120g	瓜蒌皮 300g
薤白头 120g	炒枳壳 100g	炙葶苈子 300g	苍术 100g

白术 100g	炒黄柏 120g	白鲜皮 200g	炙鸡金 150g
干蟾皮 60g	特优石斛 120g	灵芝 300g	藿香根 100g

水煎浓缩后加入阿胶 100g，龟板胶 200g，冰糖 500g，黄酒 250g，收胶储存备用，早晚各一匙，开水冲服，遇感冒腹泻时停服。

病案三： 王某，男，62 岁，萧山工人。

肝癌术后，近感畏寒，时有便稀纳减，苔薄白，脉细弦。拟方：

麻黄 100g	柴胡 100g	炒白芍 100g	炙甘草 50g
半枝莲 150g	白花蛇舌草 150g	猫人参 150g	猫爪草 150g
蒲公英 200g	猪苓 150g	茯苓 150g	乌梅炭 150g
怀山药 300g	诃子 120g	炒白扁豆 300g	苍术 100g
白术 100g	炙鸡金 150g	焦六曲 120g	灵芝 300g
特优石斛 120g	炙桂枝 50g	生姜 60g	红枣 200g
当归 150g	田三七 120g	丹参 200g	橘红 120g
橘络 120g			

水煎浓缩后加入阿胶 250g，鹿角胶 100g，冰糖 250g，黄酒 250g，收胶储存备用，早晚各一匙，开水冲服，遇感冒腹泻时停服。

病案四： 金某，男，41 岁，工人。

患者有糖尿病，食道癌术后，时常盗汗，自诉乏力、失眠，苔薄白，脉细，拟方：

怀山药 300g	冬凌草 120g	猫爪草 200g	天花粉 120g
葛根 120g	碧桃干 120g	稽豆衣 120g	麻黄根 60g
浮小麦 300g	五味子 300g	太子参 300g	炒防风 50g
山萸肉 120g	威灵仙 150g	猫人参 150g	白花蛇舌草 200g
蒲公英 300g	猪苓 150g	茯苓 150g	生黄芪 300g
女贞子 120g	特优石斛 120g	炙鸡金 150g	炙甘草 50g
炒酸枣仁 200g	熟地黄 150g	炒谷芽 150g	炒麦芽 150g
焦六曲 120g			

水煎浓缩后加入鹿角胶 100g，龟板胶 200g，木糖醇 250g，黄酒 250g，收胶储存备用，早晚各一匙，开水冲服，遇感冒腹泻时停服。

第四部分　诊余漫话

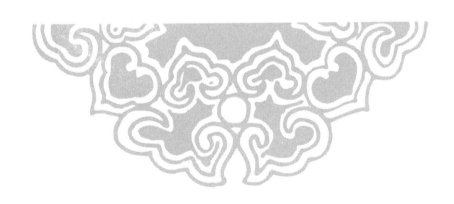

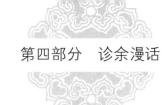

一、七冲门之浅见

"七冲门"首见于《难经》。《难经·四十四难》曰："七冲门何在？然。唇为飞门，齿为户门，会厌为吸门，胃为贲门，太仓下口为幽门，大肠、小肠会为阑门，下极为魄门。"《说文解字》有云："门，闻也……外可闻于内，内可闻于外也。"门之功能，在于开阖之用。对人体来说，七冲门的关键在于开阖自如。若开阖失司，水谷不能进，则气血生化立断；糟粕不能出，则污浊膜胀立生。而司开阖者为何？肾也！《华氏中藏经》言："肾者，精神之舍，性命之根……肾者，人之本。"肾中阴阳精气的盛衰，与人之寿夭、康健息息相关。肾中阴阳精气的充盛是各门户发挥正常功用的基础，而某个或多个门户功用的失常亦能反映出肾中阴阳精气的虚实，而通过治肾可以调治七冲门相关疾病。

（一）飞门

唇之开阖受控于颞颌关节，张口不利往往和颞颌关节有关，尤其是久治不愈的颞颌关节炎，究其原因无不与精血受损、骨节失养有关，可给予人参、鹿角片、肉苁蓉、水蛭等以补益肾精、活血柔润骨节。以口歪眼斜为表现的周围性面瘫病人，可予杜仲、淫羊藿、五加皮、秦艽、防风、全蝎等以补肾祛风，活血通络，从而达到提高疗效、缩短病程的目的。而对于唇癌病人，相应给予滋阴或温阳或补益肾精药物，比如肉苁蓉、巴戟天、天冬、熟地黄、人参、枸杞子等，可扶助正气，辅助抗癌。

（二）户门

肾主骨，齿为骨之余。牙齿松动，不耐咀嚼、疼痛，早衰脱落，给予六味地黄丸、骨碎补、肉苁蓉、菟丝子等以补益肾精可起到固齿防脱、止痛的功效。

（三）吸门

足少阴肾经循喉咙夹舌本。脑梗后出现的呛食、呛水，给予补肾活血、化痰通络的药物，比如巴戟天、肉苁蓉、菟丝子、石菖蒲、远志等，症状可明显减轻。对于会咽癌病人，相应地给予滋阴或温阳或补益肾精的药物，比如肉苁蓉、巴戟天、天冬、熟地黄、人参、枸杞子等，可起到扶正抗癌作用。

（四）贲门、幽门

肾为胃关。对于贲门失弛缓症、贲门癌、幽门癌、幽门梗阻，给予补肾降逆、活血通下的药物，比如人参、肉苁蓉、巴戟天、旋覆花、代赭石、三七、蜣螂等，可以减轻症状，延缓病情进展，甚至可以达到治愈。

（五）阑门

回盲部克罗恩病，给予补肾调肠药物，比如肉苁蓉、补骨脂、巴戟天、菟丝子、吴茱

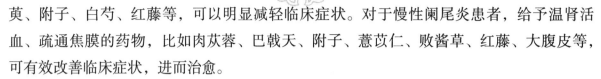

萸、附子、白芍、红藤等，可以明显减轻临床症状。对于慢性阑尾炎患者，给予温肾活血、疏通焦膜的药物，比如肉苁蓉、巴戟天、附子、薏苡仁、败酱草、红藤、大腹皮等，可有效改善临床症状，进而治愈。

（六）魄门

肾司二阴。久泄不止，给予补肾运脾药物，比如杜仲、补骨脂、吴茱萸、肉豆蔻、菟丝子、人参、焦白术、炒薏苡仁等，往往收效甚速。对于脱肛不收者，除补气升阳、清热利湿解毒等常法药物外，还可相应地配伍龟甲、鹿角霜、肉苁蓉、菟丝子、沙苑子、女贞子等药以滋补肝肾，填补奇经，效果殊胜，叶天士翁尤擅此法。

二、《难经》治损之法发微

《难经·十四难》曰："治损之法奈何？然。损其肺者，益其气；损其心者，调其营卫；损其脾者，调其饮食，适其寒温；损其肝者，缓其中；损其肾者，益其精。此治损之法也。"历代医家对此进行了许多发挥，并将此奉为治疗虚损性疾病的准则之一。虽然疾病谱随着自然、社会、人文环境的变迁而发生了许多变化，但本准则仍然高屋建瓴，颇具指导意义。

（一）损其肺者，益其气

治疗肺病在于调治卫气，以提高卫气功能为目的。原因在于肺主皮毛，肺主卫气。肺病常由外感诱发，"形寒饮冷则伤肺"是也。治疗之法在于：卫出下焦，宜补肾赞卫；卫出中焦，宜健脾益卫；卫出上焦，宜调肺宣卫。

（二）损其心者，调其营卫

营行脉中，卫行脉外，而心主血脉。营卫谐和是心脏功能的重要表现，营卫出现病态必然影响心脏，而调治营卫则可以治疗心脏。调治卫气同治肺法，以营出中焦，故关键在于脾化营，以充血脉。而营卫以内外谐和、互相转化、沟通表里为常，营卫无以交通是诱发心脏病的重要机制。比如心力衰竭病人常由外感诱发，此与卫气郁闭、营血痹阻心脉有关。除却外感病，络脉、焦膜出现痰凝、瘀阻亦是导致营卫运行失常的重要原因，故而剔除络脉、焦膜中的顽痰死血是调治营卫、治疗心脏疾患的重要一途。

（三）损其脾者，调其饮食，适其寒温

本原则有两层含义：在诊疗方面，应察饥饱所在、寒温喜好，以定寒热虚实，虚者补之，实者泻之，寒者温之，热者寒之。在生活方面，应注意勿饥勿饱，因为饥伤脾，饱伤胃；脾主四肢，要注意四肢保暖，避免寒凉循经内侵。

（四）损其肝者，缓其中

《金匮要略》言："见肝之病，知肝传脾，当先实脾。四季脾旺不受邪。"《素问·脏气法时论》曰："肝苦急，急食甘以缓之。"故在治疗肝病时，宜以健运脾胃中焦之气为基础，可选六君子汤等；以甘味养肝体，实肝用，可选肉苁蓉、巴戟天、楮实子、柏子仁等。

（五）损其肾者，益其精

《素问·六节藏象论》说："肾者主蛰，封藏之本，精之处也。"清代邹润安言："肾气者，固当留其精而泻其粗也。"故治疗肾病时，应注重补益精气，恢复肾脏去粗存精的功能。常用的补精药物有鳇鱼胶、鹿角胶、龟板胶、紫河车、龟板、菟丝子、枸杞子、沙苑子等；去粗的药物有黄柏、薏苡仁、土茯苓、萆薢、防己等。水谷之精气是肾精的重要组成部分，临床可见肾虚之人消谷善饥、食不知饱，特别是患有慢性肾炎、肾衰竭的病人表现更为多见，此是人体自救行为，属非正常生理状态，实乃病进，应予注意。在日常生活中，尤其要注意节欲葆精，勿妄劳作、颠倒黑白，否则药石无灵。

三、读《神农本草经》小得

《神农本草经》是我国最早的本草学专著，其对于所收录的各种药物的功效和主治疾病都进行了简要的记载与朴实无华的描述。记载虽然朴素，但指导意义非凡，已经明确告诉我们某味药的独特功效，及对什么病证有特效。随着临床实践的深入，所见各类病证的增多，对此更加深有体会。

（一）泽兰

泽兰味苦，微温。主乳妇内衄，中风余疾，大腹水肿，身面四肢浮肿，骨节中水，金疮，痈肿脓疮。

体会：泽兰功在活血利水，尤宜水瘀互结之病，特别是关节腔积液。治疗关节腔积液，常与防己、茯苓、薏苡仁、制附子、桂枝等药相配。曾有一强直性脊柱炎病人伴发左无名指关节腔积液，服某医师所开大乌头汤近 1 年之久，腰背部症状有所减轻，然积液依旧，后嘱其加入泽兰一味，连服 6 天，积液全消。

（二）水蛭

水蛭味咸，平。主逐恶血瘀血经闭，破血瘕痕积聚，无子，利水道。

体会：水蛭以活血化瘀、破血消癥见长，而利水道之功亦所非凡。《素问·灵兰秘典论》曰："三焦者，决渎之官，水道出焉。"利水道，实乃通利三焦焦膜水道也。以三焦焦膜水道不利为主要表现的病症有蛛网膜下腔囊肿、甲状腺囊肿、胸水、腹水、肝囊肿、肾囊肿、卵巢囊肿等，故临床上治疗以上疾病时将水蛭作为重要药物使用，常与肉桂搭配，以肉桂能够通行十二经，为诸药之聘使且能矫臭也！已故湖南籍中医大师刘炳凡先生尤擅此法。

（三）龟甲

龟甲味咸，平。主漏下赤白，破癥瘕痎疟，五痔阴蚀，湿痹四肢重弱，小儿囟不合。

体会：临床上龟甲常用作滋阴壮骨的强壮剂，比如大补阴丸等。然将原文中所载"漏下赤白""破癥瘕"联系起来,可以发现此与西医学发现的子宫肌瘤的症状类似,特别是以崩漏为表现者。常与鹿角霜、肉苁蓉、沙苑子、杜仲等药通用治疗,而且对于久治不愈的崩漏有良效。叶天士对此法多有发挥,可足效仿。

所以在阅读《神农本草经》以及其他本草著作时,应紧密结合疾病的临床症状、病因病机,从而发皇古义、融会新知。

四、"去粗存精"与泌尿系结石

《本经疏证》言:"肾气者,固当留其精而泻其粗也。"这是对肾脏功能较为精准的概括。若肾中精气充盛,固摄有司,则精微留存体内,粗浊排泄体外;若肾中精气亏虚,固摄失度,则精微排泄体外,粗浊留存体内。现代研究证实,泌尿系结石多为尿酸盐、碳酸盐、胱氨酸黄嘌呤结石,与尿酸、钙、磷酸盐等物质排泄失当有关,故而泌尿系结石的形成与肾脏"去粗存精"功能不能正常发挥有着密切的联系。正如《诸病源候论》所言:"诸淋者,由肾虚膀胱热也。"所以在治疗泌尿结石时,应标本兼治,补肾通淋相结合。而在临床上治疗泌尿系结石时,往往忽略了肾虚一端,仅用清利,从而导致病程缠绵、旋踵复发。

补肾在于补益肾中精气,以阴阳别之。偏阴虚,轻者用六味地黄丸,重者用左归丸;偏阳虚,轻者用桂附地黄丸,重者用右归丸。清热利尿通淋药物有硝石、桃胶、鱼脑石、金钱草、海金沙、石韦等。若出现结石嵌顿、肾积水、输尿管积水,可加制附子、党参、黄芪、三棱、莪术、延胡索、白芍、琥珀等以振奋阳气、益气利尿、活血化瘀,使舒张平滑肌,促进结石下排、积水消散。

本理论同样适用于痛风相关性疾病的治疗,唯痛风之标在于湿浊痰瘀痹阻焦膜、经络。治标宜以土茯苓、萆薢、薏苡仁、鱼脑石、蚕沙、防己利湿化浊;以半夏、白芥子、丝瓜络、山慈菇、三叶青化痰散结,以赤芍、牡丹皮、威灵仙、忍冬藤、络石藤、红花、丹参、穿山甲活血化瘀散结,透达经络、焦膜。

五、酒家泄泻、腹胀

诗仙太白云:"人生得意须尽欢,莫使金樽空对月!"饮酒已成为国人礼尚往来的标配,朋友聚会、宴请、业务洽谈接待等均脱离不了此杯中之物。孰不知推杯换盏之间,身体已悄然发生变化,酒后腹胀、泄泻、胸痞、呕恶、呃逆接踵而至。临床所见,轻者戒酒后好转,重者日日发作,迁延难愈。

酒性辛散,易于耗损气血;酒质清冷,易于伤及脾胃阳气;酒性浊热,易于生湿化热下迫,从而形成了脾胃阳虚、湿热壅结之证。舌苔黄腻,边有齿痕,腹胀,泄泻,食凉后加重,食辣后亦加重,脘腹发凉或触之觉凉等症状均为明征。治疗上宜温清并用,从泻心法，常以半夏泻心汤加减治疗，效果显著。方中以半夏、干姜之辛温，化中焦之湿；黄芩、黄连之苦寒清中焦之热；党参、大枣、炙甘草之甘，补中焦之虚，缓肠胃之急；使热清、湿去、阳复，而诸症向愈。若累及下焦，可加补骨脂、吴茱萸、菟丝子等以补火生土；酒毒蓄积重者，可加枳椇子、葛花以清解之。

六、卤煮核桃愈咳喘

组成：带皮核桃 500g，补骨脂 30g，盐杜仲 30g，人参须 30g，天冬 30g，肉豆蔻 10g，砂仁 10g，川椒 15g，大茴香 15g，陈皮 10g，生薏苡仁 30g，生姜、食盐适量。

做法：带皮核桃清洗干净后裂壳，其余药物打碎纱裹，与适量生姜、食盐同入锅中。冷水浸泡 1 小时后大火煮开，然后小火炖煮 2 小时。

食用方法：每日剥壳食用 3～5 枚。

功用：温补下焦，敛肺定喘，和中化痰。

适用证：久治不愈的咳嗽、咳嗽变异性哮喘、支气管哮喘、慢性支气管炎、肺气肿等具有肺脾肾气虚或阳虚证候者。

禁忌：本品性温，实热证、阴虚火旺、外感风热者勿用，对核桃过敏者勿食。

膳解：系由观音人参胡桃汤及石刻安肾丸化裁而成。核桃仁性温润，为补下焦命门之药，且富含油脂，具有滑利痰涎之效。核桃皮性涩，具有敛肺的功效，所以皮肉同用。杜仲、补骨脂温肾助阳，纳气平喘。补骨脂刚燥，属火；核桃仁柔润，属水，二者同用，可补益安奠肾中之水火。人参须补气生津，且须性下行，能引气归原，有定喘之效。川椒、大茴香、肉豆蔻不仅能够调味，且能温壮肾阳，且有辛散之性，有助肾阳之流动。陈皮、砂仁则调和中焦之气，助升降之枢机。而薏苡仁则以其甘凉、淡渗之性清解余热，调和诸药。若热象重者，可加海蛤壳、丝瓜络、白萝卜同煮；痰饮重者，可加鲜竹沥、法半夏、明党参、佛手参等；久病不愈或有瘀血证候者，可加桃仁。曾以此法治一老妪，服 10 斤核桃而愈三十余年咳嗽，欣喜异常。

七、读书一得——瓜蒌

读书而不临证，不可以为医；临证而不读书，亦不可以为医。

——清·陆九芝

瓜蒌为葫芦科植物栝楼或双边栝楼的干燥成熟果实。《中药学》认为本品的主要功效为清热化痰、宽胸散结、润肠通便，适用于痰热咳喘、胸痹、结胸、肺痈、肠痈、乳痈。然其功效非尽于此，别有妙用。

1. 明代·孙一奎的《医旨绪余·胁痛》载：余弟于六月赴邑，途行受热，且过劳，性多躁暴，忽左胁痛，皮肤上一片红如碗大，发水泡疮三五点，脉七至而弦，夜重于昼。医作肝经郁火治之，以黄连、青皮、香附、川芎、柴胡之类，进一服，其夜痛极，且增热。次早看之，其皮肤上红大如盘，水泡疮又加至三十余粒。医教以白矾研末，井水调敷，仍于前药加青黛、龙胆草进之。其夜痛苦不已，叫号之声，彻于四邻，胁中痛如钩摘之状。次早观之，其红已及半身矣，水泡疮又增至百数。

予心甚不怿，乃载归以询先师黄古潭先生，先生观脉案药方，哂曰：切脉认病则审矣，制药订方则未也。夫用药如用兵，知己知彼，百战百胜，今病势有烧眉之急，迭卵之危，岂可执寻常泻肝之剂正治耶？是谓驱羊搏虎矣！且苦寒之药，愈资其燥，以故病转增剧。水泡疮发于外者，肝郁既久，不得发越，乃侮其所不胜，故皮腠为之溃也，至于自焚则死矣，可惧之甚！为订一方，以大栝蒌一枚，重一二两者，连皮捣烂，加粉草二钱，红花五分。戌时进药，少顷就得睡，至子丑时方醒，问之，已不痛矣。乃索食，予禁止之，恐邪火未尽退也。急煎药渣与之，又睡至天明时，微利一度，复睡至辰时。起视皮肤之红，皆已冰释，而水泡疮亦尽敛矣，后亦不服他药。夫病重三日，饮食不进，呻吟不辍口，一剂而愈，真可谓之神矣。

夫栝蒌味甘寒，《经》云："泄其肝者，缓其中。"且其为物，柔而滑润，于郁不逆，甘缓润下，又如油之洗物，未尝不洁。考之本草，栝蒌能治插胁之痛，盖为其缓中润燥，以致于流通，故痛自然止也。

2. 现代·伍楚雄的《章公妙手，起我沉疴》叙：20世纪50年代，我在京学习中医时，不幸罹患肝病，住院经肝穿刺诊断为"肝硬化"，后又发"高血压病"，病魔缠身，非常痛苦，使我不得不中途辍学。1957年秋，章次公老在京讲学，幸得章公亲为医治，经其妙手赐治，终于起我沉疴。

当时我的症状主要有：胸胁苦满，腹胀，纳呆，失眠，大便溏，小溲黄，脉象弦数，舌苔黄腻，肝功能异常，肝大肋下二横指，质中偏坚，血压偏高。经章公辨证，分析为肝郁气滞，治以疏肝解郁，通络健脾。方用：瓜蒌皮50g，丝瓜络15g，橘络10g，青皮8g，车前子10g（布包），鸡内金10g。水煎服，每日1剂，共服药7剂。药后，我饮食增进，睡眠转佳，腹胀减轻，二便渐复常；所苦者，唯胸胁苦满依然。复诊时，章公根据我的病情，加重丝瓜络用量，1剂中用30g，其余照旧，续进7剂。又拟散剂一料，有土鳖虫50g，郁金30g，酒制赤芍50g，丹参50g，土炒白术50g，研极细末，日服3次，每次3g，温开水送下，按章公所嘱，汤散交替（一日进汤，一日进散）。一月余，余胸胁苦满已除，余症消失殆尽，复查肝功能，各项指标已恢复正常，肝脏质地亦转柔软。章公嘱停汤药，续用散剂3个月，并建议加强调护，治养结合，以巩固疗效。我由此自学太极拳、八段锦和气功，注意掌握情绪和饮食。二十余年来，余一直身体健康，能任医教之职。回想起来，这些都与章公当时的精心治疗分不开的。

无论汤、散，章公对我病证的治疗，都着眼在一个"通"字上，疏肝、导滞、通利二便、活血通络，都是在"通"字主导下的具体治疗，盖通则气血流行，脏腑气机功能升降正常，致收推陈出新、邪去正复之效。

章公虽谢世多年，但其学验犹存。遣方用药，十分严谨。余临证多年，凡遇肝气郁滞者，好用本方，每获良效。

上述两文分别指出了瓜蒌可用于治疗带状疱疹、肝炎、肝硬化，余验之临床亦多有效验。治疗带状疱疹时，常以全瓜蒌、红花、甘草、丝瓜络、忍冬藤为主方，视其气血阴阳寒热虚实，给予对证加味，对于初发者疗效奇佳。治疗肝炎或肝硬化时，常在辨证的基础上加入瓜蒌皮、丝瓜络，特别是对于转氨酶升高者，此两味效果远胜垂盆草、矮地茶等。

另外《傅青主男科》记载："治火丹神方，丝瓜子、元参各一两，柴胡、升麻各一钱，当归五钱。"有学者亦用此方治疗带状疱疹。带状疱疹、病毒性肝炎均为病毒所引起，而瓜蒌、丝瓜对这两种疾病均有效，其中是否存在某种抗病毒单体成分，需要进一步研究。

八、漫说盛世时代病——精虚

《素问·上古天真论》言："今时之人不然也，以酒为浆，以妄为常，醉以入房，以欲竭其精，以耗散其真，不知持满，不时御神，务快其心，逆于生乐，起居无常，故半百而衰也。"可见精虚在秦汉已然成风，尔后唐宋元明清之际亦为不少。古今多少帝王将相、文武风流命丧于此，如汉成帝、唐太宗、韩愈、元稹、张居正等。而于当今繁华盛世，此证亦为不少。究其因则在于或者生活无忧，过着纸醉金迷、灯红酒绿、声色犬马的生活，或者生活窘迫，过着奔波劳碌、笔耕不辍、劳倦无度、饥饱失常的生活。

《素问·金匮真言论》曰："夫精者，身之本也，故藏于精者，春不病温。"而冯楚瞻说："足于精者，百病不生；穷于精者，万邪蜂起。"精包括先天之精、水谷之精及二者合化的生殖之精和分藏于脏腑的脏腑之精，先天之精和水谷之精是人体之精的来源。精虚主要指肾精和水谷之精不足。

肾精不足有多方面临床表现，常见的有精神萎靡、记忆力减退、耳鸣、健忘、须发早白或脱、生长发育不良，男子精少不育或阳痿、滑遗过多，女子月经量少、不孕，以及体弱多病、未老先衰。而水谷之精不足，可以出现面黄无华、肌肉瘦削、头昏目眩、疲倦乏力等虚弱状态。此外，尚见有缠绵不愈的口腔溃疡，自觉畏寒，风吹入骨，自觉怯热，动则肤热、骨热，进补无效的疲劳。

"治先天当求精血之属，培后天当参谷食之方"，是精虚用药的重要参考。常用的补肾精药物有鳕鱼胶、海参、龟板胶、鹿角胶、龟板、鹿茸、紫河车、沙苑子、枸杞子、菟丝子、覆盆子、肉苁蓉、巴戟天、九制地黄等；补益脾精的药物有人参、黄芪、党参、黄精、山药等。临证处方应补肾精、补脾精药物同施，非久服不能建工，否则效果不明。常用的成药有龟鹿二仙膏、斑龙丸、无比山药丸、左归丸、右归丸等。然药物非为根本疗法，须知自身即为良药，无非"法于阴阳，和于术数，食饮有节，起居有常，不妄作劳"而已！

九、浅谈恶性肿瘤的膏方治疗

膏方是经典的中药剂型之一，首见于两千余年前的《五十二病方》《黄帝内经》。而在《金匮要略》中则首次记载内服疗病的膏方：大乌头煎、猪膏发煎、鳖甲煎丸。以其具有服用方便、作用持久、寓防于治、寓治于防等独特优势，在临床中得以广泛应用和传承发展。以下谨将笔者运用膏方治疗恶性肿瘤的经验做一介绍，以做参考交流之用。

（一）明辨长短，掌握尺寸

恶性肿瘤是一种特殊的慢性消耗性疾病，容易复发和转移，有的病势凶猛多变，有的则是波澜不惊，故在治疗时应相机而动，不可胶柱鼓瑟。然膏方乃作长久服用之固定处方，虽有服用方便、作用持久等诸多优点，但针对病证变化的治疗则有失灵活，可以做到不断扶正，但却难以随证治之。所以对肿瘤患者施以膏方治疗时，更应该把握好适应证，以免贻误病情和浪费药物。首先，"慢病缓图"是膏方治疗的绝对优势，而对于肿瘤患者来说，慢病即是处于疾病稳定期。何谓稳定？即无论处于手术前后，还是放化疗前后，不存在癌瘤大量转移、脏器功能衰竭、胸腹水、心包积液、黄疸、剧烈地消化道反应、出血、剧烈疼痛等症状的状态。其次，无论是荤膏、素膏，还是清膏，均为厚滋味，其性黏滞，若患者体内痰湿秽浊严重，尤其是有苔腻、纳呆、腹胀等症状时，不能使用膏方或者暂缓使用，应先使用"开路药"进行调治，而后再处以膏方。

（二）先病后证，参西执中

孔子有云："名不正，则言不顺；言不顺，则事不成。"而对于中医临床实践来说，厘清所面对的是何病、是何证在整个治疗过程中是至关重要的。笔者认为在临床中诊治恶性肿瘤应以辨病为先，辨证为后，其中辨病包括中医辨病和西医辨病。先辨病有助于从整体、宏观水平认识疾病的病因、病位、病性、病势、邪正关系及疾病的发展变化规律；而后辨证则是对疾病当前的病位与病因病性等本质做出判断。二者有机地结合能够反映出疾病的宏观和微观变化，从而更好地施治。比如以黄疸为例，单纯的中医辨病可分为急黄、阳黄、阴黄，辨证可分为湿热内蕴、寒湿阻遏等证型，治疗上强调化湿邪、利小便、祛邪外出。然黄疸之病因非独湿邪一端，更有胆石阻滞、癌肿压迫、阻塞胆管所引起，显然仅凭单纯的中医辨证是无法了解到这些病因的。若仅一味地祛除寒热湿邪，只会贻误病情、危害患者。而借助西医的辨病即可避免这些局限，从而更好地指导临床，这也是前人使用白鲜皮、茜草、硝石等不同属性、疗效的药物均可治疗黄疸的原因。再如，膏方中的辅料多含有大量胶原蛋白（荤膏）、淀粉和葡萄糖（素膏、清膏），若单纯依靠中医辨证处方，而忽视西医的辨病，对于肝、肾、胰腺等脏器功能下降的患者来说，常常会诱发氮质血症、肝性脑病、酮症酸中毒等重症。所以笔者强调先辨病，再辨证，要参西执中，施用膏方一定要遵循此原则。

（三）虚实为先，箭无虚发

荀子曰："源清则流清，源浊则流浊。"膏方为治疗恶性肿瘤的具体手段，而方从法立，法由证出，故辨证准确是治疗的关键和疗效的保证。《黄帝内经》有谓"正气存内，邪不可干""邪之所凑，其气必虚"，可见邪正交争是疾病发生的根本矛盾。然而有交争必然有虚实，此种情形在恶性肿瘤发生过程中尤其明显。所以笔者提出以虚实为纲进行分部辨证确定证型。首辨虚实，即要通过四诊，辨别出气虚、血虚、阳虚、阴虚，辨别出寒热、痰饮、瘀血、邪毒；而后再根据病位、主症，定虚实，定脏腑；最后定证型治法。首辨虚实，制定治疗方案的大方向，决定膏方的扶正祛邪之权重，补虚泻实，避免虚虚实实。

（四）扶正祛邪，标本兼治

正气亏虚是恶性肿瘤发病之根本，而气滞、血瘀、痰湿、毒热为致病之标。正如李中梓所云："积之成也，正气不足，而后邪气踞之。"故而扶正祛邪为恶性肿瘤的治疗大法。

1. 扶正重在脾肾

《景岳全书》指出："凡脾肾不足及虚弱失调之人，多有积聚之病。盖脾虚则中焦不运，肾虚则下焦不化，正气不行则邪滞得以居之。"且脾为后天之本、气血生化之源，肾为先天之本、脏腑阴阳之根。而现代研究证实，脾肾功能强弱与机体免疫功能的强弱有着密切的正相关性。故在处以膏方时，多着重运用补益脾肾之品，调补整体气血阴阳。补肾重在滋润，药分温凉：温润多选用肉苁蓉、菟丝子、熟地黄、枸杞子、沙苑子、补骨脂、制首乌、灵芝、牛膝等；凉润多选用生地黄、天冬、旱莲草、女贞子、桑椹等。补脾重在甘淡益气，渗利和中，多选用黄芪、制党参、黄精、山药、绞股蓝、茯苓、薏苡仁、莲子、芡实、白术、大枣等。而在膏底方面，仿龟鹿二仙胶之意，选用鹿角胶和鳖甲胶，以鹿角胶温补肾阳，鳖甲胶滋补肾阴，且二胶兼具流通血脉之能和破癥瘕积聚之效，常用比例为1：2或3，缘鹿角胶偏温，故少用，从阴中求阳、阳中求阴之义。

2. 祛邪重在瘀毒

虽然气滞、血瘀、痰湿、毒热均为恶性肿瘤的成因，但恶性肿瘤终归为有形之积，必有有形之邪——瘀血填充之。如林珮琴所言："积在五脏，主阴，病属血分。"唐容川则言："癥瘕见于脐下……常见不没，为癥。癥宜膈下逐瘀汤、抵当汤。"所以在治疗中，应注重瘀血的治疗。笔者的体会是宜活血，不宜破血。临床所见，如施用三棱、水蛭、虻虫、穿山甲等破血之品，虽可消坚止痛，但用之过久，往往使肿瘤出现扩散和转移，盖因破血之药能使瘀毒随波逐流。而膏方作为长服之品，明显是不宜使用破血之品的。故在膏方中多选用丹参、延胡索、川芎、郁金、桃仁、红花等活血化瘀之药。需要注意的是若患者出现胃弱少食、大便溏泄时，活血化瘀药应减量使用或者不用。此外，肿瘤为邪毒致病，大凡邪毒致病每易火化，且现代研究证实肿瘤亦有内分泌功能，能够产生激素等多种毒热物质。如尤在泾所言："凡痞结之处，必有阳火郁伏于中……宜以苦辛寒药，清之开之。"故宜在抗癌方中，配伍清热解毒之品，常选用蒲公英、半枝莲、白花蛇舌草、猫人参、猫爪草等。

（五）衷中参西，有的放矢

恶性肿瘤的中医治疗是从整体辨证，平衡气血阴阳，强健脏腑之功能，祛除局部之邪毒。西医则是强调对病证的特异性和靶向治疗，着重解除癌肿。两者采用方法不同，但却殊途同归，即消除癌肿，所以可将西医特异性和靶向治疗理念引入到中医祛邪的手段中去。经过大量实验和临床验证，笔者提出中药广谱抗癌药和靶向抗癌药。正应岳美中先生所提倡的"中医治疗，必须辨证论治与专方专药相结合"。广谱抗癌药有半枝莲、白花蛇舌草、蒲公英、猫人参、猫爪草、薏苡仁、茯苓、猪苓等。靶向抗癌药：头面部肿瘤，蛇六谷；甲状腺癌，黄药子、葛根；乳腺癌，漏芦；食管癌，冬凌草、威灵仙；胃癌，水杨梅根、藤梨根；胰腺癌，肿节风；肠癌，苦参、野葡萄根；膀胱癌，龙葵、蛇莓。以上药物可在辨证论治思想的指导下，作为祛邪专药进行使用。需要注意的是，此类药物多为苦寒之品，应根据患者实际情况，尤其是脾胃功能的好坏，酌情使用，切莫仅为了抗癌而盲目堆砌滥用，以致脾胃阳气衰败、变证丛生。

（六）动静结合，流通为要

瘤者，留也，治宜"移山填海"，流通气血阴阳。而膏方因其剂型属性，富含胶质等补益药品，具有性黏滞难化的特点。所以施用膏方治疗恶性肿瘤时，更应做到动静结合、通补兼施，否则便是一团阴柔死气，于病有碍。

1. 调整气机升降

组方时应注意明辨患者体内之气机，明了何处不利？如何引导？组方要有灵动之念，要存补之行之、逸者行之、上病下取、下病上取之想，不可呆滞。比如在治疗癥瘕积聚的最早膏方——鳖甲煎丸中，除使用大量活血化瘀药物外，还配有辛散行气之柴胡升清、厚朴降浊，温通血脉之桂枝、干姜，益气之人参，充分把握了气血的辩证关系，调整机体气机升降，为后世垂范。

2. 促进脾胃运化

药物的吸收与否是发挥疗效的关键，膏方尤是如此。故而在组方时除了运用益气之药外，还需注意配伍醒脾运脾开胃、升清降浊之药，以促进药物的吸收，常用的有苍术、砂仁、肉豆蔻、檀香、炒谷芽、炒麦芽、桔梗、枳壳、佛手、焦山楂、焦神曲、广木香、陈皮、橘红络等。

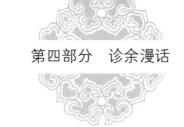

十、养生五要

（一）畅情志

《黄帝内经》曰："恬淡虚无，真气从之，精神内守，病安从来。"现代人生活节奏快，各类事务繁杂，很难做到恬淡虚无，但是要保持良好心态，豁达乐观处世，情绪要有收有放，要会调节。心理健康是第一位的。否则便会出现七情内伤。《黄帝内经》曰："喜伤心，怒伤肝，忧伤肺，思伤脾，恐伤肾。"

元代名医朱丹溪曾言："气血冲和，百病不生，一有怫郁，诸病生焉。"气郁化火，易生癌肿，如乳腺癌、肝癌、鼻咽癌等。

（二）调饮食

《黄帝内经》曰："五谷为养，五果为助，五畜为益，五菜为充，气味合而服之，以补养精气。"

1. 饮食要洁

常言道："病从口入。"比如腌制、烧烤、发霉、隔夜等食物常含有亚硝胺、苯并芘、黄曲霉素、大肠杆菌等致病物质。

2. 饮食要有节

①饮食要依据四时节气特点安排，孙思邈《卫生歌》中说："春月少酸宜食甘，冬月宜苦不宜咸，夏月增辛减却苦，秋月辛省便加酸，冬月少咸甘略戒，自然五脏各平安。"比如处于秋季，燥气盛行，就应该少吃葱、姜、蒜、辣椒等辛辣之品，以免伤阴耗气，应适当多食用苹果、石榴等酸味水果，以及核桃仁、芝麻、花生、百合、梨、莲子等以滋阴润燥。

还要注意的是在饮食的选择性上应当选择时令果蔬，尽量避免食用反季节的。一是反季节水果往往含有大量的药物，有害人体健康，且不合天时；二是时令果蔬是大自然的最好的恩赐，是给人类提供的个性化设计，是符合每个季节特点的。比如春天升发阳气的韭菜、春笋，夏季清暑的西瓜、化湿的豇豆，秋季滋阴润燥的梨、花生、芝麻，冬季滋补养性的莲藕、甘蔗、菠菜。若在冬季食用西瓜，这是大非所宜的。这就是《黄帝阴符经》所说的"食其时，百骸理"。

②饮食要有节制，不要暴饮暴食，也不要饥而不食；不要偏嗜肥甘厚味，要荤素搭配得宜。

五味要调和，不可严重偏好一味，如《黄帝内经》有云："多食咸则脉凝泣而变色；多食苦则皮槁而毛拔；多食辛则筋急而爪枯；多食酸则肉胝皱而唇揭；多食甘则骨痛而发落，此五味之所伤。"不可忽视粥类等清淡易消化饮食。《推篷寤语》有言："淡餐少食，常使肠胃清虚，则神气周流，阴阳得位，此最养生之大要。"明代杭州道士冷谦在《修龄要旨》说："厚味伤人无所知，能甘淡薄是吾师，三千功行从此始，淡食多补信有之。"南宋大诗人陆游则言："世人个个学长年，不悟长年在眼前。我得宛丘平易法，只将食粥致神仙。"

（三）勿劳累

1. 勿劳于心

"忧愁思虑则伤心"，凡事不可过于执着、追求，要"尽人事，听天命"，否则便坐卧不安，这也是现代社会失眠、抑郁等症多发的原因，要知道"心无挂碍，无有恐怖"。

2. 勿劳于形

要劳逸结合，《黄帝内经》曰："久视伤血，久卧伤气，久坐伤肉，久立伤骨，久行伤筋。"可在工作之余选择适合自己的锻炼方式，如散步、慢跑、太极拳等，要谨记不可过度。

房室要有节制，倘若色欲过度，会损伤肾精，精伤则气馁，气馁则神散。而且精严重耗伤，神、气会无所依附，导致精、气、神俱伤而致大病。

（四）避风寒

"虚邪贼风，避之有时"，这是《黄帝内经》开篇所说。我们日常生活中要关注天气预报，根据天气实际情况选择衣着，要知道"春寒莫放绵衣薄，夏月汗多宜换著，秋冬衣冷渐加添"，而不是看日历穿衣，更不要以美观而反时穿衣，比如现代女性常常冬天穿短裙、夏季穿漏脐装等，损伤人体阳气，这是造成妇科病的原因之一。

（五）慎起居

要起卧有时，不要熬夜，也不要一卧不起。长期熬夜损伤人体阴血，一卧不起则耗损人体神气，要"夙兴夜寐，清明在躬"，跟着太阳走。居住之处要整洁，特别是卧室要保持空气流通，室温适宜，床铺硬度适宜，宜硬不宜软，不宜放置香味浓烈的花草等物，装饰宜简单，不宜艳丽，以免干扰心神，造成入睡困难。

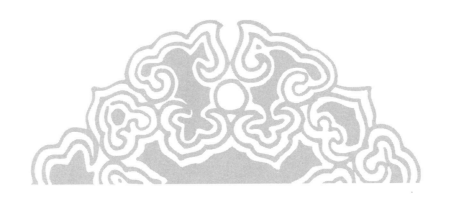

第五部分　名师遗珍

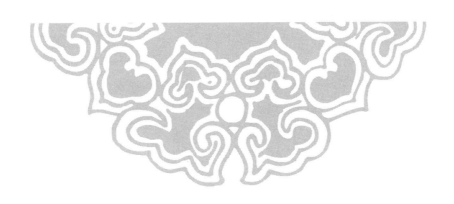

周教授在学医、从医路上，不仅踏实勤奋，而且古道热肠、肝胆照人，颇具侠气。不仅为病人、朋友所嘉许，亦为老一辈名医所厚爱。多位大家将临床经验对周教授倾囊相授，或授于诊室，或授于家中，或授于病榻之上，这些经验对周教授的学术思想形成产生了重要的影响，是研究和继承周教授学术思想的重要途径。今承先贤遗风，将所藏名医手稿、讲稿予以整理，以慰先贤，以彰师道，以弘学术，以飨后学。

第一章　史沛棠

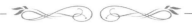

第一节　呃　逆

呃久不已，发现出汗、肢冷，声音渐低，不可察其所以。

一、上焦肺痹，气郁成呃

治法：宣肺开郁，理气化痰。

用药：郁金、川贝母、杏仁、枇杷叶、射干、化橘红、枳壳、甜葶苈子、瓜蒌皮。

若见形寒头痛，可加荆芥、薄荷、射干开肺，葶苈子泻肺，一泻一开，肺气通调。

二、中焦食滞，气逆作呃

治法：导滞和中，理气消食。

用药：莱菔子、建曲、山楂、枳实、青皮、川厚朴、南木香、白蔻仁、鸡内金、麦芽、谷芽、乌药。

如脘闷腹胀过甚，当加牵牛子、槟榔；大便数日不通，用脾约麻仁丸，或少量玄明粉冲入药内以通之。如有异积食滞，加生姜、柿蒂、丁香。

三、胃中虚寒，阴邪凝滞

治法：温中通阳，理气化滞。

用药：橘皮、竹茹、生姜、姜半夏、丁香、柿蒂、沉香、白蔻仁、淡吴茱萸、潞党参。

四、中阳大虚，阴气上逆

治法：扶阳抑阴，温中降逆。

用药：淡干姜、人参、白术、甘草、代赭石、沉香、姜半夏、旋覆花、刀豆子、公丁香、柿蒂、吴茱萸。

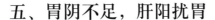

五、胃阴不足，肝阳扰胃

治法：养阴和胃，柔肝安胃。

用药：麦冬、北沙参、扁石斛、刀豆子、白芍、甜苁蓉、甘草、莲子肉、乌梅、薤白根。

适应证：伤寒、痢疾之后，火邪已净，舌见光绛，脉来细数，呃逆突作，润燥后津液恢复再以温药补之。

六、元阳无力，下焦阴霾上冲

治法：温补元阳，以消阴翳。

用药：淡附块、炮姜炭、人参、代赭石、茯苓、甘草、刀豆子、川椒。

大便溏薄，加白术、益智仁。

七、肝肾两亏，冲气上逆

治法：填补肝肾，和阳降逆。

用药：熟地炭、代赭石、淡苁蓉、山萸肉炭、龟板、刀豆子、旋覆花、人参、紫石英。

适应证：大便后或久病，突发呃逆，断续作声，自觉有气从小腹上冲，舌绛苔白，甚或脱根，脉细数，朱丹溪、李东垣皆有治法，但此种呃逆甚少见，见则多属死候。

当知，呃逆在上焦易治，中焦难，下焦更加难矣，每每死亡。

第二节　呕、吐、哕

一、实证

（一）形寒饮冷，胃气失和

治法：温中散寒，和胃平逆。

用药：生姜、苏叶、姜半夏、川厚朴、淡吴茱萸、陈皮、白蔻仁、淡干姜、枳实壳。

如有腹痛，可加木香、山楂。

适应证：平素受寒，或饮食生冷及食用河蟹、螺蛳等后，忽发呕吐或干呕者，或其他，然必有形寒头痛等症。苔薄白，脉弦迟或沉紧。

（二）感受湿浊，胃失通降

治法：辛苦开泄，温中化湿。

用药：白蔻仁、姜半夏、川厚朴、广藿香、川黄连、淡吴茱萸、陈皮、茯苓、薏苡仁、苏叶。

如大便溏泄、腹痛加茅苍术、广木香。

（三）暑湿外受，胃气紊乱

治法：宣气和中，芳香化湿。

用药：广藿香、川黄连、佩兰、猪苓、茯苓、竹茹、姜汁炒枇杷叶、川厚朴、姜半夏、滑石（荷叶包）、陈皮、大辟瘟丹。

如有形寒头痛，加薄荷、香薷，如有身热，加连翘、青蒿；如有大便溏，加淡黄芩、六曲。

（四）痰涎水饮，停积中焦

治法：和中蠲饮，以化痰水。

用药：桂枝、姜半夏、陈皮、茯苓、川厚朴、泽泻、姜竹茹、生姜、猪苓。

（五）表邪陷入少阳、阳明

治法：清泄少阳，以和阳明。

用药：柴胡、淡黄芩、姜半夏、竹茹、连翘、陈皮、赤茯苓、川黄连拌藿香、生姜。

如脘闷，可加白蔻仁、川厚朴；形寒头痛，加荆芥、薄荷；口干，加芦根、石斛；如腹胀，加草果仁。

二、虚证

（一）胃阳不足，中虚冲逆

治法：温中健胃，扶阳抑阴。

用药：淡干姜、白术、党参、姜半夏、陈皮、刀豆子、代赭石、淡吴茱萸、茯苓。

适应证：舌白或灰滑，脉小软，心窝下有隐痛，经常呕吐，食入乃舒。

（二）胃阴不足，肝阳犯胃

治法：养阴和阳，平肝安胃。

用药：麦冬、北沙参、金钗石斛、白芍、佛手、竹茹、乌梅、玫瑰花、左金丸。

如有大便秘结，可加全瓜蒌、麻子仁；有痰加川贝、郁金；胁痛加郁金、延胡索；胃痛加娑罗子、木蝴蝶。

适应证：苔光剥，或苔薄白，质绛，脉弦。胃内嘈杂如饥，烦躁，头昏，经常呕或哕。

（三）肝气犯胃，胃不通降

治法：平肝和胃，苦辛通降。

用药：代代花、淡吴茱萸、川黄连、绿萼梅、炒白芍、石决明、陈皮、竹茹、代赭

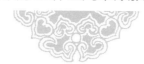

石、苏合香丸。

适应证：苔白，脉沉或涩。胃阴不虚，胃阳也不衰弱。尤其多郁滞。肝失条达，经常犯胃呕吐，当以平肝安胃法。

以上为一般慢性病，属于内因虚证的治法。

附：呕吐哕尚单法

1. 食物中毒：玉枢丹二锭，研末开水吞。

2. 夏令，触受暑秽，因瘀热者，可用行军散五分，开水吞。

3. 一般痧气及湿浊郁滞，可用辟瘟丹一块吞服。

4. 为女多郁，肝气横逆，可用苏合香丸一粒研吞。

以上四法，药内都有麝香，芳香动胎，孕妇当忌！

第三节　噎膈、反胃

一、胃阴不足，食管变窄（噎塞）

治法：滋养胃阴，润燥开噎。

用药：麦冬、沙参、牛乳（冲）、甘蔗汁（冲）、荸荠汁（冲）、甘草、川贝、柏子仁、白蜜（冲）、竹沥半夏、化橘红、郁金、海松子。

有呕吐者加左金丸，姜半夏代竹沥半夏。

二、胃阳不足，浊阴凝滞（食物阻塞或噎）

治法：温中通阳，理气逐饮。

用药：桂枝、全瓜蒌、薤白、姜半夏、陈皮、茯苓、金橘饼、生姜、枳壳。

三、胃中津液不足，食入不易化

治法：甘酸化阴，苦辛通降。

用药：米炒麦冬、白蜜、半夏、沙参、白芍、淡吴茱萸、炒川连、陈皮、人乳、旋覆花、代赭石、甘草、乌梅。

若便溏，去白蜜；苔腻痰多者，去白蜜、人乳，另加薤白、茯苓；大便秘结者，可加全瓜蒌、麻子仁。

四、中阳虚弱，不能腐熟水谷

治法：辛温助阳，和中化浊。

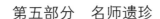

用药：干姜、姜半夏、薤白、陈皮、茯苓、川黄连、炒吴茱萸、代赭石、沉香、刀豆子。

此以辛温中加入少量川连苦寒，取其从阴到阳。

五、瘀浊内阻，变成膈证

治法：行气逐瘀，通络开郁。

用药：五灵脂、蒲黄、三七、桃仁、当归、降香、郁金、地鳖虫、延胡索、葛根、苏合香丸。

便秘加麻子仁丸，或制大黄、全瓜蒌、麻子仁。

适应证：瘀浊内滞，胸脘常痛，食入不舒，经常吐出，大便色黑，或吐出，亦有瘀血，苔薄白、质绛，脉滑有力。

六、中气瘀滞，胃不通降

治法：化气解郁，疏调肝胃法。

用药：沉香曲、苏合香丸、白蔻仁、郁金、姜半夏、陈皮、蜜枳壳、左金丸、生香附、九香虫。

便秘加麻子仁、松子仁；过重者，加玄明粉少许，分冲；胸痛甚者加延胡索、川楝子。

七、阳虚浊泛成反胃

治法：温扶元阳。

用药：淡附块、炮姜炭、上潞党、甘草、薤白、姜半夏、刀豆子、代赭石、茯苓、沉香、吴茱萸。

如中年后，大便秘加半硫丸，或在方中加肉桂。

八、脏阴不足，幽门燥结

治法：补阴润燥，以通闭塞。

用药：咸淡苁蓉、当归、柏子仁、绿萼梅、炒白芍、海松子、麦冬、牛乳、代赭石、刀豆子、全瓜蒌、麻仁、青盐炒陈皮。

便秘过甚加白蜜，大便溏者，去瓜蒌、麻子仁；脘腹时痛加娑罗子、苏合香丸。

以上噎膈分为阳虚、阴虚、气滞、瘀凝。

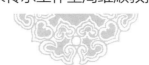
第四节　脘　痛

一、食积胃中，胃脘作痛

治法：消食化滞，和中安胃。

用药：炒莱菔子、炒枳实、焦山楂、炒鸡内金、青皮、川厚朴、焦六曲、木香、焦槟榔、炒麦芽。

便秘可酌加牵牛子、玄明粉；有呕恶者，可加广藿香、姜半夏或玉枢丹。

二、肝气犯胃

治法：解郁疏肝，理气安胃。

用药：娑罗子、郁金、延胡索、九香虫、沉香曲、木蝴蝶、绿萼梅、炒白芍、砂仁壳、陈皮、苏合香丸。

三、阴滞内冷胃痛

治法：温中通阳以散阴冷。

用药：煨肉豆蔻、荜茇、高良姜、川厚朴、姜半夏、桂枝木、淡吴茱萸、川椒、白蔻仁。

四、肝阳犯胃痛

治法：平肝和胃，解郁调中。

用药：绿萼梅、炒白芍、川楝子、左金丸、木蝴蝶、石决明、姜汁炒黑山栀、娑罗子、延胡索、郁金、苏合香丸。

五、胃虚，血气不和

治法：补中健脾，理气和胃。

用药：党参、炒白术、炙甘草、延胡索、白芍、沉香曲、刺猬皮、姜半夏、娑罗子、砂仁。

六、瘀血停滞

治法：消瘀通络，和胃镇痛。

用药：炒五灵脂、炒蒲黄、参三七、茜草炭、延胡索、炒当归尾、赤芍、白芍、郁

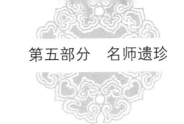

金、降香、苏合香丸。

七、暑湿犯胃，胃痛呕吐

治法：清暑化湿，和中理气。

川厚朴、广藿香、淡吴茱萸、炒川连、陈皮、白蔻仁、茯苓、姜半夏、炒枳壳、姜竹茹。

湿重暑轻加玉枢丹；小便不利加猪苓、赤茯苓、泽泻。

八、蛔扰胃中作痛

治法：温中化气，佐以杀虫。

用药：淡干姜、川椒、乌梅、甘草、淡吴茱萸、炒川连、炒枳实、青皮、雷丸、使君子肉、鹤虱、川楝子、芜荑。

第五节　腹　痛

一、宿食内停

治法：理气导滞宽肠。

用药：炒山楂、炒枳实、炒鸡内金、焦六曲、广木香、青皮、牵牛子、川厚朴、红藤。

二、阴寒内滞

治法：温中散寒调肠。

用药：干姜、淡吴茱萸、广木香、桂枝、红藤、川厚朴、苏叶、砂仁壳、陈皮、炙甘草。

便溏者，加苍术、茯苓、煨肉豆蔻；若呕吐，加广藿香、姜半夏。

三、中气郁滞

治法：和中理气，开郁消滞。

用药：川厚朴、广木香、青皮、陈皮、枳壳、带壳槟榔、砂仁、制香附、乌药、红藤、炒山楂肉。

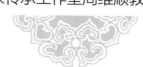

四、瘀积肠内，腹中痛闷

治法：活血消瘀，舒筋通络。

用药：全当归、红花、桃仁、炒蒲黄、炒五灵脂、参三七、制乳香、制没药、延胡索、泽兰、苏木。

若便秘，可加大黄炭、玄明粉。

五、暑湿侵犯肠内

治法：行气和中，清暑化湿。

用药：红藤、广木香、炒枳实、川厚朴、广藿香、茯苓、薏苡仁、白豆蔻、炒山楂肉、大辟瘟丹。

如有发热，可加香薷、薄荷、豆豉、青蒿、连翘。

六、蛔厥

治法：和中宽肠，理气杀虫。

用药：雷丸、鹤虱、使君子肉、芜荑、川楝子、红藤、川厚朴、广木香、炒枳实、焦槟榔、炒山楂。

七、肠痈小腹痛（适用于盲肠炎）

治法：理气活血，疏滞消瘀。

用药：桃仁、大黄、当归、牡丹皮、薏苡仁、制乳香、制没药、红藤、赤芍、广木香、金银花、甘草。

八、气阴两虚，便后脱肛

治法：升阳益气，滋补肝肾。

用药：人参芦、党参、黄芪、升麻、白术、五倍子、龟板、何首乌、牡蛎、生地黄。

第六节　泄　泻

一、湿滞中焦，发生濡泻

治法：温中化湿，佐以渗利。

用药：苍术、川厚朴、煨木香、炒白扁豆、陈皮、茯苓、薏苡仁、泽泻、砂仁、广藿

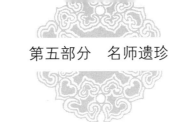

香梗。

二、湿热郁滞中焦，发生溏泄

治法：清热利湿，调和中焦。

用药：川连、淡子芩、金银花、苍术、川厚朴、木香、猪苓、赤茯苓、薏苡仁、葛根。

三、感触暑湿，发生便泻

治法：清暑渗湿，疏涤肠胃。

用药：青蒿、金银花、连翘、淡子芩、淡竹叶、广木香、川连、赤茯苓、六一散（荷叶包）、枳壳、红藤。

四、肠胃感寒，发生鹜泻

治法：祛寒燥湿，温和肠胃。

用药：炒干姜、炒白术、煨肉豆蔻、肉桂、广木香、淡附块、炙甘草、茯苓、炒苍术、薏苡仁、伏龙肝。

五、风邪夹湿侵袭肠胃，发生飧泻

治法：祛风利湿，温和中焦。

用药：防风、炒白术、升麻、茯苓、煨肉豆蔻、羌活、红枣、煨生姜、炒秫米、党参、益智仁。

风药可鼓舞脾胃清阳之气上升，以拯其陷。

六、脾阳久衰便溏

治法：健脾助阳。

用药：益智仁、炒白术、煨肉豆蔻、诃子肉、石莲子、山药、党参、茯苓、炒白扁豆、陈皮、芡实。

七、肾阳虚弱，大便滑泻

治法：补肾助阳，以固肠脱。

用药：人参、菟丝子、赤石脂、禹余粮、五味子、淡附块、炮姜、益智仁、茯苓、炒白术。

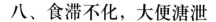

八、食滞不化，大便溏泄

治法：消食化滞，和中止泻。

用药：炒六曲、山楂炭、炒鸡内金、枳实、茯苓、广木香、川厚朴、炒白术、青皮、陈皮。

以上处方应随证选择，不得一方到底，不能拘执于一方一证。

第七节　痢　疾

一、外感夹食下痢

治法：疏表化邪，和中消滞。

用药：薄荷、荆芥、淡豆豉、焦六曲、炒山楂、枳实、广木香、川厚朴、茯苓、淡子芩。

二、寒湿伤中，腹痛下痢，白积

治法：温中散寒，逐湿和中。

用药：淡干姜、薤白、广木香、川厚朴、陈皮、砂仁、茯苓、槟榔、苍术、炒枳壳、焦六曲、白蔻仁（寒湿过重加淡附块）。

三、暑湿内侵，腹痛下痢

治法：清暑逐湿，疏气化滞。

用药：白头翁、川连、黄芩、金银花、赤芍、六一散、白芍、枳实、木香、生大黄、槟榔。

四、食积不化而成痢疾

治法：消食导滞，清解胃肠。

用药：焦六曲、炒鸡内金、枳实、炒谷芽、炒麦芽、川厚朴、广木香、砂仁、青皮、陈皮。

五、脾阳失运，痢疾不止

治法：健脾温中理气法。

用药：砂仁、炒白扁豆、党参、炮姜、炒白术、广木香、茯苓、煨肉豆蔻、陈皮、炙

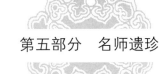
甘草。

六、胃阴不足，久痢不止

治法：益胃养阴，清肠化滞。

用药：麦冬、北沙参、川石斛、白芍、槐花、地榆、白头翁、川连、淡子芩、当归身、石莲子。

七、脾肾两亏，久痢不止

治法：健脾补肾，扶阳化湿。

用药：淡附块、炮姜、吴茱萸、党参、炒白术、赤茯苓、诃子肉、赤石脂、煨肉豆蔻、炙甘草。

八、肾阴下虚久痢

治法：滋补肾阴，佐以塞漏。

用药：龟板、制何首乌、牡蛎、炒阿胶、当归身、淡苁蓉、炒白术、莲子肉、白芍、谷芽。

若痢疾出现呃逆，其病缠绵难愈，不可不知。

第八节 黄 疸

一、湿滞中焦，全身发黄

治法：和中疏表，化湿渗利。

用药：姜厚朴、苍术、姜半夏、茯苓、泽泻、郁金、茵陈、陈皮、秦艽、桂枝。

二、湿热上郁，全身发黄

治法：解热渗湿，清泄中焦。

用药：茵陈、制大黄、黑山栀、川黄柏、郁金、枳实、赤茯苓、连翘、淡子芩、猪苓。

三、寒湿内滞，皮肤发黄

治法：扶阳消阴，以化寒湿。

用药：淡附块、干姜、苍术、茯苓、茵陈、川厚朴、陈皮、炒薏苡仁、白蔻仁。

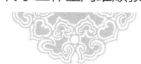

四、食物致伤，引起发黄

治法：消食化滞，和中渗湿。

用药：炒六曲、鸡内金、炒枳实、炒山楂肉、青皮、砂仁、茵陈、川厚朴、赤茯苓、猪苓。

五、嗜酒伤中，发生黄疸

治法：清胃和中，以消酒积。

用药：茵陈、大豆黄卷、葛花、陈皮、枳椇子、赤茯苓、砂仁、姜汁炒黑山栀、枳实、郁金。

六、劳倦伤中，发生黄疸

治法：养血健脾，调和肝胃。

用药：当归、白芍、甘草、柴胡、白术、茵陈、茯苓、郁金、鸡内金。

七、体虚湿滞，发生黄疸

治法：扶虚化湿，调和腠理。

用药：黄芪皮、桂枝、苍术、茯苓、薏苡仁、豨莶草、矮地茶。

八、肝肾阴虚，皮肤发黄

治法：补肾柔肝，滋养阴血。

用药：当归、白芍、生地黄、血余炭、丹参、菟丝子、淡苁蓉、枸杞、炒阿胶、鹿角霜。

九、胆结石黄疸

治法：清解胆囊，解郁消石。

用药：金钱草、郁金、海金沙、炒枳壳、茵陈、鸡内金、赤茯苓、青皮、柴胡、白芍、苏合香丸。

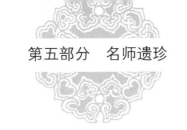

第九节　单腹鼓胀

一、肝脏血积气壅，腹部胀大

治法：理气行血，疏肝消胀。

用药：炒莪术、三棱、当归、赤芍、白芍、红花、桃仁、青皮、郁金、泽兰、香附、冬葵子。

若气虚，去三棱；有腹水，加赤茯苓、泽泻、砂仁。

二、脾阳不运发生单腹胀

治法：温中疏脾，理气消水。

用药：茯苓、炒白术、带皮槟榔、葫芦壳、泽泻、冬瓜皮、青皮、陈皮、砂仁、地骷髅、沉香曲、淡附块、桂枝。

三、宿食内积，胃部胀满连及腹部

治法：消食和胃，理气宽中。

用药：牵牛子、鸡内金、山楂肉、枳实、木香、青皮、槟榔、川厚朴、砂仁、莱菔子。

四、肝脾不调，气滞腹胀

治法：理气宽中，调和肝脾。

用药：沉香曲、广木香、砂仁、香橼皮、鸡内金、葫芦壳、香附、陈皮、青皮、茯苓。

五、血吸虫引起大腹鼓胀

治法：疏调肝脾，扶阳消胀。

用药：十枣丸、瞿麦、淡附块、当归、茯苓、槟榔、雷丸、枳实、葫芦壳、白术、广木香。

若阴虚，去淡附块，加白茅根等；若有气虚，加人参、黄芪。

六、肝脾肿大引起鼓胀

治法：逐水消胀，疏调肝脾。

用药：十枣丸、商陆、冬葵子、葫芦壳、椒目、猪苓、肉桂、茯苓、砂仁、广木香、大腹皮。

如有气逆，加葶苈子；脚有浮肿，加防己。

七、脾肾阳虚，腹胀如鼓，内有积水

治法：温补元阳，逐水消胀。

用药：紫油桂、淡附块、白术、茯苓、沉香、葫芦壳、椒目、车前子、砂仁。

八、肝脾阴亏，水气不化腹胀

治法：滋阴化气，疏调肝脾。

用药：白芍、麦冬、鳖甲、当归、冬葵子、赤芍、冬瓜皮、鸡内金、葫芦壳、猪苓、阿胶。

以上为治肝脾脏器有病所引起的鼓胀，心源性、肾源性、肺源性的水肿、溢饮均不在内。

第十节　便　秘

一、外感初期，大便秘结

治法：疏表通里，直清回肠。

用药：薄荷、荆芥、防风、枳实、川厚朴、连翘、淡子芩、生大黄、玄明粉。

二、阳明实热内炽便秘

治法：釜底抽薪，泄热存阴。

用药：玄明粉、大黄、枳实、天花粉、连翘、鲜石斛、石膏、知母、甘草。

三、食积便秘

治法：清肠通便化积。

用药：牵牛子、枳实、鸡内金、山楂、青皮、川厚朴、玄明粉、木香、建曲。

四、阴分不足，血虚便秘

治法：补血养阴，润肠通便。

用药：阿胶、油当归、生地黄、柏子仁、麻仁、全瓜蒌、松子、咸苁蓉、白蜜。

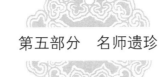

五、阳虚浊阴内结便秘

治法：通阳化滞，促肠运动。

用药：肉桂、沉香、薤白、瓜蒌、姜半夏、茯苓、当归、陈皮、锁阳、酒炒蟑螂虫。

便秘用药分泻下、润下之法，润下又分温润、凉润。胎前便秘应以润肠为主，禁泻下。跌打损伤后所出现的便秘，尤为危险，不可不急，以内有瘀血为特点，需加桃仁、土鳖虫、三七、红藤等活血消瘀之品，否则无效。

第十一节　痞　满

一、上焦清阳不宣，发生胸痞

治法：宣通气分，以开郁结。

用药：杏仁、橘红、枳壳、郁金、沉香曲、瓜蒌皮、白蔻壳、佛手、浙贝母、苏合香丸。

本证多由外感引起，注意配合解表药物。

二、中焦湿浊阻塞脘痞

治法：辛开苦降，温中化湿。

用药：川厚朴、姜半夏、苍术、陈皮、白蔻仁、广藿香、茯苓、枳壳、薏苡仁。

三、湿热郁滞中焦脘痞

治法：清热化湿，兼以理气。

用药：姜半夏、黄连、姜汁炒山栀、枳实、赤茯苓、猪苓、广藿香、砂仁、瓜蒌皮、苏合香丸。

四、宿食内积，脘腹痞满

治法：消食和中，以开痞结。

用药：牵牛子、生大黄、带皮槟榔、山楂、枳实、鸡内金、六神曲、青皮、壳砂。

五、水饮内积，脘腹痞塞

治法：温中化饮，佐以利尿。

用药：桂枝、白术、茯苓、猪苓、泽泻、陈皮、枳壳、川厚朴、生姜、姜半夏。

六、脾胃中虚脘痞

治法：温中补气，塞因塞用。

用药：党参、干姜、白术、茯苓、沉香、砂仁壳、姜半夏、益智仁、葫芦壳、甘草。

第十二节　鼻　塞

一、风寒上犯，鼻塞，鼻流清涕

治法：辛温散邪通窍。

用药：苏叶、防风、细辛、辛夷、白芷、苍耳子、葱白。

二、风热上犯，鼻塞多浊涕

治法：辛凉散风通窍。

用药：薄荷、桑叶、牛蒡子、甘菊花、蝉蜕、辛夷、苍耳子、淡子芩。

三、秋燥上犯，鼻塞不利

治法：辛平化燥通窍。

用药：桑叶、甘菊花、薄荷、葱白、杏仁、甘草、苍耳子、辛夷、荆芥。

四、肺气虚，鼻塞不利，流清涕

治法：补肺升阳通窍。

用药：黄芪、党参、升麻、甘草、白芷、辛夷、苍耳子、蔓荆子、九节菖蒲。

五、水气不和，鼻塞不闻香臭

治法：调和心窍通窍。

用药：九节菖蒲、通天草、远志、丹参、茯神、龙眼肉、辛夷、白芷、苍耳子。

第十三节　鼻　渊

一、脑虚及额鼻渊

治法：滋阴降火安脑。

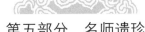

用药：生地黄、何首乌、制山萸肉、青龙齿、牡蛎、夏枯草、甘菊花、牡丹皮、黑山栀。

二、鼻多浊涕渗出

治法：轻扬清上利窍。

用药：牛蒡子、薄荷、辛夷、苍耳子、野菊花、苦丁茶、菖蒲、白芷、夏枯草。

三、湿热上蒸，鼻多浊涕

治法：清热化湿通窍。

用药：滑石、薏苡仁、夏枯草、苍耳子、辛夷、赤茯苓、白芷、淡子芩、苦丁茶。

如上气不足，湿浊上凌而无热，加党参、白术、艾叶，去滑石、淡子芩、苦丁茶；有痰湿从口中溢出者，加法半夏、陈皮；涕中有红色者，加白薇、白茅根、焦山栀；浊涕腥臭者，加知母、生石膏。

第十四节　鼻　衄

一、肺胃热盛鼻衄

治法：清热降火凉血。

用药：生石膏、知母、鲜生地、牡丹皮、墨旱莲、白茅花、白薇、马兰叶、焦山栀。

二、阴虚阳浮，鼻衄不止

治法：滋阴潜阳，厚味降逆。

用药：生地黄、阿胶、牡蛎、龟板、鳖甲、玄参、怀牛膝炭、墨旱莲、女贞子、牡丹皮

三、气虚不能摄血，鼻衄不止

治法：补气摄血，引血归经。

用药：别直参、黄芪、阿胶、生地黄、当归身、血余炭、墨旱莲、白芍、牡蛎、炒怀牛膝。

若出血已有数天，手指末端欠温，可加炮姜炭。

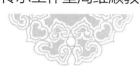

四、倒经鼻衄

治法：调经止血。

用药：茺蔚子、全当归、白薇、桃仁、赤芍、白芍、蒲黄炭、茜草、怀牛膝。

附：鼻孔生疮

治法：清凉散火。

用药：川连、淡子芩、焦栀子、知母、人中黄、夏枯草、白僵蚕、桑叶、薄荷、玄参。

第十五节　喉痹咽痛

一、风温上郁，喉痹咽痛

治法：辛凉宣上，甘寒清热。

用药：蝉蜕、黛蛤散、薄荷、马勃、山豆根、射干、金果榄、淡子芩、桑叶。

二、喉蛾肿痛

治法：辛凉降火消炎。

用药：山豆根、射干、金果榄、板蓝根、牛蒡子、淡子芩、薄荷、白僵蚕、蝉蜕、连翘。

三、阴虚喉痹咽痛

治法：滋阴清肺降火。

用药：天冬、麦冬、川石斛、藏青果、人中黄、板蓝根、黛蛤散、太子参、柿霜、猪肤皮。

第十六节　失　音

一、风寒吸入

治法：辛温宣肺，祛风散寒。

用药：麻黄、细辛、甘草、射干、桔梗、紫菀、苏子、浙贝母、木蝴蝶。

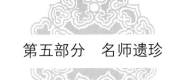

二、风热上郁

治法：辛凉清卫，宣肺化邪。

用药：薄荷、蝉蜕、桑叶、牛蒡子、杏仁、胖大海、射干、瓜蒌皮、前胡、浙贝母、马勃。

三、肺阴不足

治法：甘寒润燥，养阴补肺。

用药：天冬、麦冬、柿蒂、梨皮、蝉蜕、川贝母、炒杏仁、玉竹。

四、肾阴不足

治法：滋补肾阴，润养肺金。

用药：生地黄、冬虫夏草、天冬、麦冬、玄参、霍山石斛、龟板、山茱萸、北沙参、猪肤皮。

五、中气不足

治法：补脾润肺。

用药：党参、炙黄芪、炒白术、制黄精、甘草、米炒麦冬、凤凰衣、南沙参、北沙参、木蝴蝶。

本证有如下特点：晨起音清，1 至 2 小时后声音渐低，到下午完全失音，本方有特效。

第十七节　咳　嗽

一、风邪犯肺，气管不和

治法：辛泄苦降，宣肺散风。

用药：杏仁、紫苏子、前胡、浙贝母、甘草、牛蒡子、枇杷叶、薄荷、桑叶。

鼻塞加苍耳子、辛夷。

二、风寒入肺，气管不和

治法：辛温散邪，宣肺化痰。

用药：麻黄、杏仁、苏子霜、化橘红、浙贝母、紫菀、甘草、生姜、葱白、前胡。

鼻塞加辛夷、细辛。

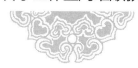

三、暑热侵肺

治法：清解暑热，宣肺化痰。

用药：西瓜翠衣、青蒿、芦根、姜半夏、杏仁、前胡、川贝母、连翘、淡子芩、桑白皮、鸡苏散、荷叶。

四、湿浊犯肺，咳嗽痰多

治法：轻清上焦，燥湿化痰。

用药：冬瓜子、茯苓、法半夏、杏仁、黛蛤散、化橘红、薏苡仁、紫苏子、枇杷叶、前胡。

气闷加白豆蔻、川厚朴。

五、燥气上犯，肺气不宣

治法：清燥润肺。

用药：北沙参、麦冬、杏仁、梨皮、桑白皮、桑叶、川贝母、浙贝母、前胡、瓜蒌皮。

六、外寒内热，痰多咳嗽

治法：散寒清热，宣肺化痰。

用药：麻黄、杏仁、生石膏、甘草、竹沥半夏、瓜蒌皮、白前、葶苈子、化橘红、海浮石、旋覆花。

七、表热里寒咳嗽有痰

治法：解肌散热，温通寒痰。

用药：连翘、淡子芩、桂枝、茯苓、姜半夏、杏仁、紫苏子、白芥子、陈皮、紫菀。

以上前五个治疗各种外感咳嗽的处方中杏仁、前胡、紫苏子、化橘红、枇杷叶、瓜蒌皮、黛蛤散为常用。唯川贝母治燥痰、风痰、热痰；浙贝母治风痰；半夏治湿痰；白芥子治寒痰；莱菔子治风痰、食积化痰。

外感咳嗽病中，有一分恶寒就有一分表邪，当察其发病原因，加用疏表药物，不能单治咳嗽。更有寒包火、火包寒，以后两个方主之。

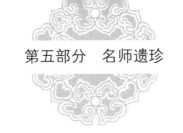

第十八节 痰 饮

一、痰饮

治法：蠲痰化饮，清和气管。

用药：桂枝、法半夏、茯苓、甘草、杏仁、陈皮、苏子霜、冬瓜子、款冬花。

有气喘加旋覆花、代赭石；胁痛加白芥子；中虚便溏，加人参、白术；若痰中带血，桂枝、白芥子均忌。

二、湿困脾胃

治法：健中化饮，扶土生金。

用药：党参、白术、茯苓、甘草、姜半夏、陈皮、淡姜炭、杏仁、款冬花、炒白扁豆。

三、痰浊阻肺

治法：化痰逐饮，疏肺降气。

用药：法半夏、化橘红、紫苏子、葶苈子、白前、杏仁、茯苓、白芥子、枳壳、金沸草。

四、痰饮感寒或风邪而发

治法：温肺散邪，化痰涤饮。

用药：清炙麻黄、细辛、甘草、杏仁、姜半夏、葶苈子、化橘红、紫苏子、茯苓、前胡。

如有心悸、头晕或微汗，麻黄不可用，可用桂枝。

五、脾虚肺虚，饮逆咳嗽

治法：温扶脾肺，通阳逐饮。

用药：桂枝、淡干姜、细辛、半夏、杏仁、白术、茯苓、陈皮、甘草。

六、脾肺两虚，咳嗽痰多，属支气管扩张者

治法：补脾益肺，化痰止咳。

用药：党参、白术、半夏、磁石、干姜、五味子、甘草、茯苓、化橘红、杏仁、

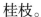

桂枝。

七、肺肾两虚，咳嗽痰血，属支气管扩张者

治法：补益肺肾，滋阴化痰止咳。

用药：炒生地、蛤粉炒阿胶、墨旱莲、甜杏仁、苦杏仁、川贝母、麦冬、盐水炒橘红、怀牛膝炭、代赭石、旋覆花、炒白芍。

喉中有痰鸣，加白前。

第十九节　哮　喘

一、痰气互郁，支气管窒塞的哮喘

治法：宣肺化痰，理气平逆。

用药：葶苈子、杏仁、瓜蒌皮、白前、半夏、化橘红、芦根、冬瓜子、前胡、炒莱菔子。

若冬月感寒，去芦根、冬瓜子，加麻黄、细辛；夏天防暑湿侵入，烦躁者，加生石膏、赤茯苓。

二、恶寒停饮，支气管阻塞的哮喘

治法：温肺散寒，化痰平喘

用药：小青龙汤加减。麻黄、细辛、桂枝、干姜、五味子、生石膏、白芍、半夏、甘草。

如在夏令，去麻黄；痰多者去五味子，加化橘红、杏仁、白前，有失血者忌用该方。

三、外感郁滞，痰热内阻，发生哮喘

治法：清热宣肺，化痰定喘。

用药：麻杏石甘汤合葶苈子。麻黄、杏仁、石膏、甘草、葶苈子、射干、陈皮、姜半夏、瓜蒌皮、茯苓。

四、哮证，呀呷不已

治法：宣通肺气，降逆平喘。

用药：葶苈子、莱菔子、苏子、杏仁、枳壳、陈皮、郁金、竹茹、紫菀、苏合香丸。

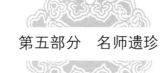

四、肺寒膈热，支气管不和喘息

治法：宣肺化痰，理气平喘。

用药：麻黄、银杏、款冬花、法半夏、桑白皮、紫苏子、淡子芩、甘草、化橘红、杏仁。

五、饮停胸胁，喘息咳嗽

治法：化痰理气疏解。

用药：金沸草、杏仁、法半夏、葶苈子、苏子霜、白芥子、化橘红、苏合香丸。

六、肾阴亏，喘促突加

治法：清补肺肾，纳气化痰。

用药：生地炭、天冬、麦冬、五味子、山茱萸、北沙参、牡蛎、旋覆花、磁石、川贝母、杏仁、化橘红、琼玉膏。

七、肺肾阳虚，喘促突加

治法：补肾扶阳，温肺纳气。

用药：淡附块、人参、蛤蚧尾、干姜、五味子、茯苓、紫河车、磁石、沉香末、鹿茸、黑锡丹、磁石。

八、肾虚不纳，气逆短促

治法：滋填下焦，使气归根。

用药：熟地炭、山萸肉炭、磁石、蛤蚧尾、人参、牡蛎、紫衣胡桃、甘草、当归身、五味子、琼玉膏。

九、肾阳衰微，呼吸短促

治法：温补下元，扶阳益阴。

用药：淡附块、蛤蚧尾、龙骨、牡蛎、人参、磁石、紫石英、紫河车、鹿角胶、黑锡丹。

肾阳衰微证，有虚脱现象。虽有痰浊，亦要首先温补，以免万一。

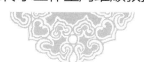

第二十节　眩　晕

一、脑气不足，血虚眩晕

治法：滋补气血，降逆安脑。

用药：黄芪、党参、白术、当归、熟地黄、川芎、天麻、白芍、云母石、丹参、枸杞子、龙齿、木耳。

二、阴亏，肝阳上亢头晕

治法：滋阴和阳，降逆安脑。

用药：生地黄、何首乌、白芍、珍珠母、夏枯草、决明子、甘菊花、女贞子、茺蔚子、钩藤、怀牛膝、牡丹皮、磁石。

第二十一节　健　忘

心肾不足

治法：调和心肾，佐以健脾。

用药：人参、黄芪、白术、当归身、茯神、远志、炒酸枣仁、木香、龙眼肉、生姜、红枣。

有痰加半夏、陈皮；失眠、心悸加辰茯神、菖蒲、辰麦冬；肝阳偏亢，加甘菊花、白芍、珍珠母、川连；阴虚甚，加牡丹皮、生地黄、何首乌、龙齿。

第二十二节　头　痛

一、外邪初起，邪在太阳头痛

治法：辛温发表，祛风散邪。

用药：苏叶、防风、荆芥、葱白、蔓荆子、淡豆豉、杏仁、生姜。

冬月初春加麻黄；鼻塞加辛夷；咳嗽加前胡、浙贝母；颠顶头痛加藁本；恶风有汗，不用麻黄改桂枝。

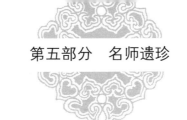

二、风热头痛

治法：辛凉疏风，宣上，清上。

用药：薄荷、菊花、桑叶、蝉蜕、防风、连翘、牛蒡子、荆芥、枯芩、杏仁。

风热过盛，加羚羊角；热盛，加石膏、知母；夹湿，加赤茯苓、滑石；夹暑，加薄荷、青蒿、六一散；夹痰，加半夏、陈皮。

三、阳明热盛头痛

治法：解肌退热，直清阳明。

用药：石膏、知母、连翘、天花粉、青蒿、鲜荷叶、甘菊花、黑山栀、淡子芩。

四、少阳邪郁头痛

治法：辛开化解，清泄少阳。

用药：柴胡、黄芩、甘菊花、桑叶、薄荷、连翘、钩藤、蔓荆子、苦丁茶。

呕吐加半夏、川连、竹茹。

五、湿蒙太阴，头痛重

治法：清宣上焦，分清降浊。

用药：茯苓、泽泻、陈皮、薏苡仁、荆芥、法半夏、蔓荆子、防风、苍术。

六、少阴头痛

治法：扶阳抑阴，降逆安脑。

用药：肾厥玉真丸、细辛、珍珠母、熟地黄、龙齿、甘菊花、枸杞子、龟板、磁石、淡苁蓉、山萸肉、藁本。

适用于肾阳不足、肾精亦弱、肾气上冲头痛，痛时四肢厥冷，两目无光，精神萎顿，脉细无力，舌淡苔薄白，血压偏低或正常。

七、厥阴肝阳上亢头痛

治法：清泄肝胆，息风安脑。

用药：当归龙荟丸、牡丹皮、黑山栀、夏枯草、野菊花、珍珠母、钩藤、何首乌、女贞子、生地黄。

痛剧连目，加羚羊角。

八、偏头风痛，或雷头风

以左属血虚有热，右属气分有热，实属阴虚阳冒所致。

治法：养阴和阳，息风镇痛。

用药：甘菊花、女贞子、生地黄、何首乌、白僵蚕、钩藤、夏枯草、牡丹皮、苦丁茶、珍珠母、白芍、生石膏、薄荷。

甚者，加羚羊角、龙齿。

雷头风属内热夹外邪居多，以其头痛甚剧，起有疙瘩，治疗仍从偏头风法。

摇头风，肝风上扰所致，痛势不甚，唯头常摇。治以养血柔肝，息风止痛。

第二十三节　癫　狂

一、肝胆火亢，心神昏乱发狂

治法：清泄肝胆，安神宁心。

用药：龙胆草、川连、生栀子、石膏、生铁落、郁金、辰茯神、生地黄、琥珀、牡丹皮、安宫牛黄丸、马宝。

便秘，加生大黄；有痰，加鲜竹沥、川贝、金礞石、天竺黄、陈胆星。

二、情志不畅，肝胆阳亢，心神扰乱发癫

治法：疏肝解郁，安神定志

用药：鲜生地、玄参、丹参、牡丹皮、生铁落、川连、焦山栀、牛黄、龙齿、珍珠母、辰麦冬、野菊花、马宝。

三、癫狂已久，心神不宁

治法：养心安神，镇逆化痰。

用药：酸枣仁、远志、辰茯神、琥珀、生地黄、生铁落、龙齿、珍珠母、丹参、辰麦冬、甘菊花、马宝。

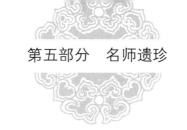

第二十四节　痫　病

一、肝风夹痰

治法：息风平逆，佐以化痰。

用药：珍珠母、竹沥半夏、龙齿、钩藤、陈胆星、蝎尾、菊花、茯苓、生铁落、天麻、白金丸、马宝。

二、阴血不足，肝肾两亏，内风上扰

治法：滋补肝肾，填下息风。

用药：淡苁蓉、甘菊花、石决明、龟板、生地黄、枸杞、钩藤、当归身、制何首乌、山茱萸、天麻、白芍。

素无痫证，良由操劳过度或妇人生育过多，致常头昏，甚而猝倒，不知人事，虽筋脉抽掣，而口流涎，但无猪羊叫。

三、气虚夹痰

治法：补中益气，佐以化痰。

用药：党参、黄芪、茯苓、制南星、白术、法半夏、金礞石、石菖蒲、天麻、化橘红、白金丸、鲜竹沥、姜汁。

四、郁怒而起，肝胆火旺

治法：疏肝解郁，清火化痰。

用药：柴胡、焦栀子、牡丹皮、陈皮、郁金、珍珠母、竹沥半夏、陈胆星、川连、甘菊花、马宝、夏枯草。

甚者，加龙胆草、生铁落。

癫狂、痫证病人服药治疗期间，不能进食肥甘厚味、辛辣刺激之物，不能劳累，此二者十分重要。

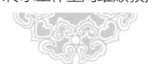

第二十五节　痉　证

一、风寒外束，太阳经病

治法：疏表散邪，以和筋膜肌腠。

用药：苏叶、苏梗、防风、葛根、白僵蚕、葱白、淡豆豉、秦艽、桂枝。

二、风湿夹杂，太阳经病

治法：祛风疏风，佐以化湿。

用药：桂枝、白芍、葛根、天花粉、茯苓、竹叶、薏苡仁、秦艽、白僵蚕、桑叶、桑枝、丝瓜络。

三、误汗致痉

治法：益气养阴，息风救逆。

用药：黄芪皮、生龙骨、生牡蛎、生白芍、桑枝、丝瓜络、当归、白术、龙齿、麦冬、五味子、稽豆衣。

四、误下致痉

治法：益气养阴，息风救逆。

用药：生龙骨、生牡蛎、人参、白术、白芍、当归身、茯苓、紫贝齿、钩藤、甘菊花、桑枝。

五、中风昏倒，卧而成痉

治法：息风和阴，镇逆舒筋。

用药：羚羊角、钩藤、紫贝齿、白僵蚕、当归身、白芍、夏枯草、珍珠母、生地、甘菊花、马宝、猴枣散。

六、小儿急惊成痉

治法：清热息风，舒筋活络。

用药：羚羊角、钩藤、全蝎尾、白僵蚕、杭白菊、白芍、连翘、淡子芩、蝉蜕、石决明、天竺黄。

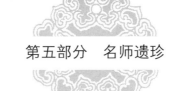

七、邪陷厥阴成痉

治法：清营养血，滋阴息风。

用法：犀角、羚羊角、玳瑁、鲜生地、牡丹皮、钩藤、焦山栀、生石膏、西牛黄、连翘、全蝎尾、鲜铁皮石斛、安宫牛黄丸或神犀丹。

第二十六节　麻　木

一、湿痰凝滞，四肢肌肉麻木

治法：化痰祛湿，理气行血。

用药：茯苓、法半夏、丝瓜络、桂枝、炒薏苡仁、姜南星、全当归、陈皮、赤芍、甘草、控涎丹。

夹风，加防风、白僵蚕；内风，加钩藤、桑枝；下肢麻木，加怀牛膝、地龙；上肢麻木加防己、黄芪。

二、气血虚发生麻木

治法：滋补气血，温养肌肉。

用药：生地黄、熟地黄、当归、丹参、白芍、黄芪、党参、甘草、白术、白芍、茯苓、枸杞子、黑芝麻。

若麻而不木，去补气药；单木不麻，重用补气补阳之药。

三、肝阳偏亢，血虚发麻

治法：滋阴和阳，以息肝风。

用药：生地黄、何首乌、白芍、钩藤、桑叶、桑枝、怀牛膝、杜仲、茺蔚子、牡丹皮、地龙、夏枯草。

血压高加羚羊角、野菊花、珍珠母。

四、卫阳虚弱，湿郁肌肉麻木

治法：扶阳除阴，调和气血。

用药：黄芪、苍术、党参、白术、薏苡仁、茯苓、当归身、白芍、桂枝、陈皮。

适用于阳虚湿盛留于肌腠，合目则麻木，开眼即止，舌淡苔白腻，脉弦小者。

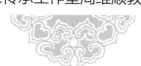

五、暑伤气分，四肢麻木

治法：清暑益气，调和营卫。

用药：青蒿、益元散、麦冬、赤茯苓、桑枝、金银花、黄芪、人参、白芍、五味子。

六、妇人郁怒，全身麻木

治法：开郁平肝，调和气血。

用药：绿萼梅、炒白芍、柴胡、当归、郁金、香附、木香、陈皮、桑枝、茯苓、白蒺藜。

第二十七节　痹　证

一、行痹，关节肌肉经常作痛

治法：祛风活络，佐以散寒除湿。

用药：羌活、海风藤、当归、白僵蚕、丹参、秦艽、桂枝、防风、白芍、赤茯苓、桑枝、陈酒、大活络丹。

下肢痛，加牛膝、地龙；久病血虚，加生地黄、红花、千年健。

二、痛痹，关节肿痛

治法：散寒解凝，祛风化湿。

用药：桂枝、薏苡仁、独活、钻地风、麻黄、茯苓、威灵仙、秦艽、当归、蚕沙、片姜黄、小活络丹。

甚者，加川乌。

三、着痹，关节重痛

治法：逐湿消痹，疏风散寒。

用药：苍术、半夏、泽泻、桂枝、独活、蚕沙、茯苓、薏苡仁、秦艽、威灵仙、络石藤。

四、血虚痹痛

治法：养血舒筋，佐以祛风活络。

用药：当归、白芍、生地黄、秦艽、丹参、桂枝、海风藤、独活、桑枝、红花、威灵

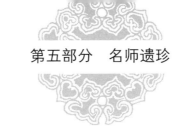

仙、大活络丹。

第二十八节　痿　证

一、肺痿

治法：养阴润肺，通补阳明。

用药：天冬、麦冬、北沙参、杏仁、川贝、百合、党参、白术、石斛、茯苓、山药、陈皮。

二、脉痿

治法：滋阴清火，佐以养胃。

用药：生地黄、玄参、丹参、柏子仁、丹参、茯神、川黄连、炒酸枣仁、牡丹皮、远志、龙齿、麦冬、石斛、北沙参。

三、筋痿

治法：养血柔肝，佐以和胃。

用药：制何首乌、白芍、山萸肉、当归身、菟丝子、杜仲、钩藤、甘菊花、牡蛎、茯苓、白术、山药、莲须、芡实。

四、肉痿

治法：健中化湿，佐以通补阳明，兼养胃气。

用药：党参、苍术、白术、茯苓、薏苡仁、萆薢、姜半夏、陈皮、川石斛、泽泻。

五、骨痿

治法：补肾生髓，强筋壮骨，佐以健胃。

用药：淡苁蓉、龟板、杜仲、山茱萸、茯苓、枸杞、菟丝子、鹿角霜、熟地黄、白术、怀牛膝、核桃、补骨脂。

第二十九节　怔忡、心悸

一、阴虚火旺，血不养心，发生怔忡、心悸

治法：养阴补心，宁心定惊。

用药：生地黄、麦冬、丹参、川连、炒酸枣仁、柏子仁、龙齿、茯神、远志、白芍、鸡子黄。

二、心阳不足，发生怔忡、心悸

治法：温扶心阳，宁神定悸。

用药：人参、茯神、炒酸枣仁、麦冬、熟地黄、桂枝、远志、龙眼肉、黄芪、五味子、当归身、甘草。

三、中阳不足，饮停心下

治法：通阳化饮，温中定悸。

用药：人参、白术、姜半夏、姜竹茹、枳壳、桂枝、茯苓、化橘红、石菖蒲。

胸脘不舒，时常心窝筑筑跳动不舒，此系心下停饮，非真正心悸。

第三十节　高血压

一、肝火上炎

治法：苦味清降，降火平肝。

用药：龙胆草、黄芩、地龙、赤芍、野菊花、牡丹皮、怀牛膝、珍珠母、夏枯草、茜草根、茺蔚子、槐花。

二、阴虚阳亢

治法：滋阴潜阳，平衡升降。

用药：生地黄、女贞子、何首乌、天冬、白芍、夏枯草、地龙、茺蔚子、牡丹皮、珍珠母、龟板、怀牛膝。

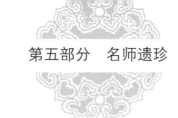

三、阴阳两虚

治法：滋阴扶阳，调和血压。

用药：熟地黄、黄芪、菟丝子、生龙骨、生牡蛎、菊花、杜仲、怀牛膝、磁石、牡丹皮、枸杞子、茺蔚子。

四、肾阳不足，阴气上逆

治法：温肾扶阳，调和血压。

用药：菟丝子、杜仲、黄芪、巴戟肉、龙齿、磁石、沙苑子、茯苓、山茱萸、怀牛膝、当归。

阳虚性高血压每每表现为舒张压高，收缩压不高或略高，动辄汗出，头昏，腰膝酸软无力，或肢冷怯寒。

第三十一节　淋　证

一、膀胱结石，小便成淋

治法：清火散结，利窍通淋。

用药：萹蓄、瞿麦、制大黄、海金沙、琥珀、金钱草、川牛膝、杜仲、鱼脑石、生栀子、川木通。

二、阴虚肾脏出血

治法：滋补肾阴，清热止血。

用药：生地黄、蒲黄、炒阿胶、黄连、黄连、龟板、丹皮、黄柏、墨旱莲、小蓟炭、血余炭、杜仲、白蒺藜。

三、湿火内炽，膀胱出血成淋

治法：清热化湿，清泄膀胱。

用药：萹蓄、瞿麦、川木通、栀子、黄连、海金沙、牡丹皮、生栀子、琥珀、鲜生地、淡竹叶、甘草梢。

四、瘀血内阻膀胱，水道不利

治法：消瘀散结，通利膀胱。

用药：制大黄、桃仁、牡丹皮、川牛膝、当归尾、琥珀、马鞭草、小蓟、萹蓄、瞿麦。

五、湿热败精，夹杂而下成膏淋

治法：清热化湿，利窍通淋。

用药：淡竹叶、甘草梢、菖蒲、萆薢、萹蓄、瞿麦、车前草、石韦、泽泻、茯苓、龙须草。

六、膏淋已久，小便无刺痛

治法：养阴清火，固精利尿。

用药：黄柏、龟板、萆薢、泽泻、茯苓、莲须、生栀子、沙苑子、芡实、何首乌。

七、阳虚劳淋

治法：健脾补肾，促膀胱气化，以利排泄。

用药：人参、黄芪、白术、茯苓、沙苑子、鹿角霜、巴戟肉、泽泻、桑螵蛸、车前子、小茴香。

八、阴虚劳淋

治法：滋补肾阴，以利水道。

用药：生地黄、山茱萸、龟板、沙苑子、萆薢、茯苓、黄柏、桑螵蛸、杜仲。

九、气虚劳淋

治法：补肾益气，通调水道。

用药：人参、黄芪、鹿角霜、沙苑子、茯苓、山药、肉桂、车前子、川牛膝。

十、气滞不宣

治法：宣肺开郁，通利水道。

用药：葶苈子、桑白皮、杏仁、紫菀、枳壳、石菖蒲、茯苓、冬葵子、龙须草、大腹皮、陈皮。

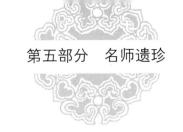

第三十二节 癃 闭

一、肺气上郁，小便癃闭

治法：开泄肺气，通利水道。

用药：葶苈子、杏仁、炙桑白皮、桔梗、郁金、石菖蒲。

多由感受外邪突发，内加麝香一厘效果更好。

二、心肝火旺，热灼膀胱，小便不通

治法：养阴清火，澄清导水。

用药：生地黄、川木通、甘草梢、淡竹叶、知母、黄柏、赤茯苓、阿胶、猪苓、滑石。

三、肾阳衰微，小便不通

治法：扶肾壮阳，疏浚水道。

用药：熟地黄、附子、桂枝、山茱萸、怀牛膝、车前子、茯苓、泽泻、椒目。

四、肾阴不足，膀胱湿热郁滞，小便不通

治法：滋肾坚阴，佐以通利。

用药：黄柏、知母、肉桂、赤茯苓、猪苓、滑石、泽泻、阿胶、鲜车前草叶。

五、败精阻塞窍道，小便癃闭

治法：利窍化浊，以通水道。

用药：制大黄、萹蓄、瞿麦、车前子、牵牛子、菖蒲、琥珀、马鞭草、石韦、蝼蛄。

若因跌打损伤所致，去牵牛子，加桃仁、当归尾、赤芍、红花。

第三十三节 遗 精

一、阴虚火炽，睡有梦遗

治法：滋阴清火，佐以固精。

用药：知母、黄柏、熟地黄、山茱萸、川连、炒酸枣仁、茯神、莲子肉、芡实、金樱

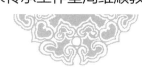

子、制何首乌。

二、阴阳两虚，精关不固

治法：补气摄精，滋阴填下。

用药：人参、黄芪、山药、白术、茯苓、菟丝子、覆盆子、熟地黄、山茱萸、生龙骨、龟板、桑螵蛸。

三、督肾两虚，精关不固

治法：温补肾督，厚味填下。

用药：鹿角霜、沙苑子、菟丝子、龟板、牡蛎、山茱萸、杜仲、桑螵蛸、黄柏、莲须、五倍子、覆盆子。

四、脾湿下注，肾虚遗泄

治法：健脾补肾，佐以化湿。

用药：沙苑子、白术、茯苓、甘草、山药、人参、莲须、益智仁、牡蛎、山茱萸、菟丝子。

第三十四节　阳　痿

一、肝肾两亏，阳痿早泄

治法：滋补肝肾，充填下焦。

用药：菟丝子、龟板、鹿角霜、熟地、沙苑子、肉苁蓉、制何首乌、覆盆子、巴戟天、桑螵蛸、杜仲。

二、情志不畅，惊恐所致阳痿

治法：疏肝解郁。

用药：陈皮、柴胡、川芎、枳壳、芍药、甘草、香附。

三、思虑过度，心肾两亏阳痿

治法：补肾益气，佐养脾胃。

用药：柴胡、白芍、附子、焦山栀、当归、白术、茯神、远志、菖蒲、酸枣仁、柏子仁。

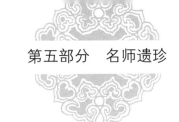

四、湿热伤阳，宗筋弛纵

治法：补肾益精，佐以通补阳明。

用药：沙苑子、牡蛎、锁阳、菟丝子、巴戟肉、黄柏、苍术、萆薢、茯苓、白术、人参、陈皮。

阳虚甚加附子、鹿角霜。

五、命门火衰，阳痿不举。

治法：温补肾督，填精壮阳。

用药：鹿角胶、沙苑子、熟地黄、菟丝子、海狗肾、仙茅、淫羊藿、肉苁蓉、山茱萸、枸杞子、巴戟肉、附子。

第三十五节　腰　痛

一、肝肾精血不足

治法：厚味填下，滋补肝肾。

用药：生地黄、熟地黄、杜仲、菟丝子、龟板、川续断、山茱萸、肉苁蓉、鹿角霜、当归、沙苑子。

若内热者，去熟地黄、鹿角霜，加何首乌、白芍；口苦少眠，加麦冬、酸枣仁。

二、肾督阳虚

治法：滋补肾督，以暖腰腑。

用药：鹿角霜、淡附块、巴戟肉、杜仲、熟地黄、骨碎补、核桃肉、锁阳、茯苓、菟丝子。

若四肢不温，加桂枝；夹湿，加苍术；夹痰，加半夏。

三、湿浊停腰，腰间作痛

治法：通阳逐湿，理气舒筋。

用药：桂枝、苍术、淡附块、茯苓、狗脊、补骨脂、陈皮、萆薢、木香、蚕沙。

若尺脉有力，加黄柏、知母。

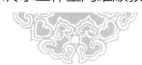

四、风寒袭伤太阳证

治法：祛风散寒，疏通经络。

用药：独活、桑寄生、防风、丝瓜络、当归、秦艽、桂枝、赤芍、川芎、荆芥、狗脊。

若热盛口渴，去川芎、桂枝、独活，加黄芩、连翘、知母。

五、坠跌所致腰痛

治法：活血消瘀，通利血脉。

用药：当归、桃仁、川芎、骨碎补、三七、赤芍、红花、怀牛膝、自然铜、土鳖虫、制乳香、制没药、肉桂。

六、闪挫伤腰作痛

治法：舒经活络，理气行血。

用药：土鳖虫、桃仁、红花、当归、三七、制乳香、制没药、川断、杜仲、血竭、骨碎补、七厘散。

第三十六节　水　肿

一、风寒上郁，肺气闭塞，浮肿

治法：宣肺散郁，散气消肿。

用药：麻黄、射干、杏仁、葫芦壳、枳壳、桔梗、甘草、茯苓、地骷髅。

风寒上郁，咳嗽不畅，头面浮肿，有形寒头痛现象。咳嗽重者，前胡、葶苈子、浙贝母均可用；如尿少，加淡渗利尿药，防止变成水肿。

二、气虚，阳失运行，浮肿

治法：温脾肺，补虚消胀。

用药：黄芪、桂枝、白芍、白术、人参、砂仁、茯苓、煨生姜、冬瓜皮、葫芦壳。

三、病后饮食不慎，浮肿

治法：和中化气，健胃消滞。

用药：砂仁、川厚朴、茯苓、大腹皮、地骷髅、葫芦壳、陈皮、枳壳、鸡内金、桂枝

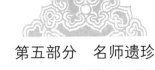

木、薏苡仁。

四、风水作肿

治法：宣肺利气，开泄腠理。

用药：麻黄、杏仁、橘红、茯苓、地骷髅、枳壳、甘草、石膏、桂枝、泽泻、冬瓜皮。

五、皮水作肿

治法：宣肺理气，通调膀胱。

用药：香薷、桂枝、茯苓、泽泻、冬瓜皮、陈皮、生姜皮、猪苓、防己、椒目。

六、正水作肿

治法：扶阳化湿，疏通水道。

用药：桂枝、茯苓、淡附块、椒目、泽泻、砂仁、胡芦巴、大腹皮、防己、冬瓜皮。

此方治半虚半实证。

七、正水作肿

治法：疏浚水道，逐水消肿。

用药：商陆、甘遂、槟榔、牵牛子、枳壳、猪苓、赤茯苓、泽泻、陈皮、葶苈子。

此方治实证。

八、正水作肿

治法：温肾壮阳，以化积水。

用药：淡附块、肉桂、巴戟天、胡芦巴、椒目、茯苓、车前子、沉香、泽泻、砂仁、黄芪。

此方治虚证。

九、正水消去后，略有浮肿

治法：温通脾阳、肾阳，养阴扶阳。

用药：菟丝子、杜仲、白术、人参、山茱萸、胡芦巴、巴戟肉、黄芪、茯苓、砂仁。

十、石水，腹部胀满

治法：温肾通阳，理气化水。

用药：桂枝、胡芦巴、冬葵子、茯苓、泽泻、椒目、大腹皮、砂仁、香橼皮、葫芦壳

第三十七节　自汗、盗汗

一、卫阳虚弱，不能充塞腠理，毛孔疏松而汗出

治法：补气益卫，固表止汗。

用药：黄芪皮、防风、山药、茯苓、白术、白芍、牡蛎、党参、陈皮、甘草、粳米。

疲劳过度，气分久虚，卫阳自薄。四肢无力，自常汗出溱溱湿衣。舌苔薄白，口淡无味，溲虽少却清白。胃纳一般，头昏脉软无力，睡着反不出汗。如其肢冷、恶寒加淡附块；外感去牡蛎。

二、肾阳不足，元气大虚，不能温分肉腠理

治法：大补元阳，扶气实表。

用药：淡附块、生龙骨、生牡蛎、黄芪、别直参、茯苓、白芍、白术、干姜、甘草。

病后体虚，劳动太过或体虚夹有表证，误汗或汗出过多，以致阳虚，汗出不止，恶寒，手足发冷，精神疲倦，头眩乏力，嗜卧。舌苔薄白，脉沉细。小便清，大便正常。如有心悸，加茯神、酸枣仁或桂枝。

三、暑邪内犯，腠理大虚，自汗不止

治法：清暑解热，益气养阴。

用药：生石膏、知母、益元散、荷叶、粳米、石斛、别直参、西洋参、连翘、赤茯苓、鲜竹叶、紫雪丹。

中暑昏倒，身热汗出如淋，上渴引饮，脉洪大，舌苔粗腻或黄腻。如神不昏，去紫雪丹；舌苔腻，有呕恶，加广藿香、灯心草、川黄连、姜半夏、佛手、竹茹、陈皮；胸闷气粗，身体强壮者，可不用或缓用人参。

四、湿邪入侵，自汗不止

治法：宣气逐湿，渗利小便。

用药：白蔻仁、薏苡仁、六一散、川厚朴、广藿香、杏仁、猪苓、茯苓、通草、苍术、陈皮。

湿邪郁滞气分，小便不利，湿从毛孔排泄，致汗出甚多。舌苔白腻，脘腹不畅，头重而痛，脉沉涩，或有形寒发热，如湿已化热，去苍术，加鲜芦根、连翘、淡子芩；如有呕

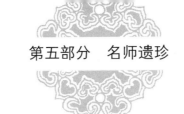

恶，加吴茱萸、黄连、姜竹茹、姜半夏。

五、风邪伤卫自汗

治法：祛风，调和营卫。

用药：桂枝、白芍、甘草、生姜、大枣、蔓荆子、连翘、桑叶、淡子芩、秦艽、葱白。

风邪伤卫，恶寒，发热，自汗，苔白，不渴，头痛，项强，脉缓者。

六、风温上犯自汗

治法：轻清上焦，凉泄气分。

用药：桑叶、淡子芩、芦根、蝉蜕、连翘、菊花、杏仁、薄荷梗。

感受风温，头痛，发热，恶风，自汗，汗出热不解，舌质红，苔薄白，脉数。如有咳嗽者，加瓜蒌皮、前胡、浙贝母、橘红；如有鼻塞，加辛夷、葱白。

七、温邪入阳明自汗

治法：轻清气分，以清邪热。

用药：生石膏、知母、天花粉、连翘、淡竹叶、淡子芩、鲜石斛、生栀子、赤茯苓、芦根。

温邪透卫入气，顺转阳明。气分热盛，壮热口渴引饮，舌苔黄燥，脉数大有力，与伤寒阳明经证相同。如大便数日不通，腹部胀痛，加枳壳、川厚朴、大黄，去淡竹叶、生栀子、黄芩、赤茯苓。因大便不通，不可再利小便故也。山栀子也能利小便。

八、温邪迫入营分，邪火内炽自汗

治法：清营泄热，养阴达邪法。

用药：黑犀角、淡竹叶心、玳瑁、连翘、天花粉、鲜生地、玄参、金银花、鲜石斛。

温邪迫入营分，邪热内炽，血分受扰，热盛自汗。舌绛，苔焦黄燥，口渴引饮，神昏谵语，身上或有红疹透发，脉洪数。此证非阳明热盛自汗可比，已邪入营血，心包亦受所扰，有内闭之虑。如神昏谵语、狂乱者，加至宝丹以开窍；有痰，加天竺黄、川贝母、橘络以豁痰；如发红斑、红疹，加紫草、牡丹皮以凉血消瘀；如内风抽搐，加羚羊角、钩藤，防其内闭加郁金、石菖蒲。

九、痰热上停自汗

治法：轻宣肺经，清热豁痰。

用药：瓜蒌皮、杏仁、连翘、化橘红、鲜芦根、川贝、旋覆花、淡子芩、冬瓜子、海蛤壳。

痰证夹伤寒，咳嗽、胸痛、痰黄，舌苔薄腻，或白或黄，胸闷口渴多饮。脉滑数，夜间少寐，自汗不止者。如湿热化痰，去川贝，加竹沥半夏。

十、肾阴不足，肝阳偏亢之盗汗

治法：滋补肾水，以清肝阳。

用药：生地黄、龟板、鳖甲、浮小麦、生龙骨、生牡蛎、地骨皮、稽豆衣、白芍、五味子。

病后或疲劳过度，有肺痨、肾亏的人，夜间睡着，即盗汗淋漓，醒后感觉烦热，有梦遗，舌红，苔薄白，脉细涩。

十一、肾水不足，心阳偏亢之盗汗

治法：滋阴和阳，补肾宁心。

用药：麦冬、牡蛎、浮小麦、辰茯神、生地黄、酸枣仁、五味子、龙齿、柏子仁。

心烦少眠，眠即盗汗。

十二、心阴不足，肾阴亏虚之盗汗

治法：平补心肾，益阴和阳。

用药：移山参、酸枣仁、牡蛎、龙齿、首乌、黄芪、柏子仁、地黄、五味子、稽豆衣、茯神。

多梦少眠，频有盗汗。

第二章　何少山

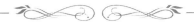

第一节　慢性盆腔炎

本病工人多见，农民少见。临床表现：小腹正中（关元穴），或两侧，或一侧（水道穴）有压痛点。腰痛，痛在肾盂两侧，或腰、盆骶部（八髎穴）两侧或一侧。带下不止，黄白不一。月经淋漓不断，延及7～15天不止。

用药：当归三钱，炒赤白芍各二钱，蒲公英五钱，红藤五钱，桃仁钱半，熟大黄钱半，炒川楝子三钱，炒橘核三钱，青皮二钱。

在急性发作期，除出现上述症状外，尚可出现形寒、身热、腹痛拒按、大便燥结等，此时拟方：

当归尾三钱，炒赤芍三钱，蒲公英一两，红藤一两，桃仁钱半，生大黄钱半，丹皮二钱，生甘草一钱，金银花一两，连翘一两，生薏苡仁四钱，芒硝二钱（大便秘结时加之，需兑冲）。

腰痛加牛膝三钱；带下加椿根白皮三钱、白槿花三钱、白芷钱半。

如见形寒身热，腹痛，带下量多，腥臭色青深而黄者，拟方如下：

龙胆草二钱，柴胡钱半，黄芩钱半，生大黄钱半，红藤一两，金银花八钱，连翘六钱，车前草一两，桃仁钱半，白槿花三钱。

另有慢性盆腔炎：腰腹痛，腰痛在肾盂及盆骶部（八髎）。拟方如下：

川桂枝一钱，制龟板四钱，鹿角片四钱，鸡血藤六钱，桃仁钱半，熟大黄钱半，川牛膝六钱，当归四钱，千年健三钱，钻地风二钱。

第二节　痛　经

一、气滞血瘀

胀甚于痛，宜养血疏肝法。

用药：当归三钱，酒白芍二钱，制香附三钱，制乳香二钱，制没药二钱，广郁金二钱，青皮钱半，陈皮钱半，酒炒延胡索二钱，月季花八分，红花钱半，路路通七个，茯苓

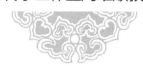

三钱。

二、寒湿凝滞

腹痛拒按，宜温经散寒法。

用药：淡吴茱萸一钱，官桂钱半，干姜八分，酒炒延胡索二钱，乌药二钱，炙甘草一钱，当归二钱，杭白芍二钱，制乳香一钱，制没药一钱，炙艾叶钱半。

三、气滞

用药：当归三钱，酒白芍二钱，川芎二钱，香附三钱，广郁金二钱，青皮钱半，炒延胡索二钱，乌药二钱，小胡麻三钱，月季花一钱。

四、血瘀

用药：当归三钱，酒白芍二钱，川芎钱半，桃仁钱半，红花钱半，蒲黄三钱，五灵脂三钱，山楂炭三钱，酒炒延胡索二钱，小胡麻三钱。

五、寒证

用药：当归三钱，酒白芍二钱，川芎钱半，官桂一钱，淡吴茱萸一钱，干姜八分，熟附片八分，广木香钱半，乌药二钱，炙甘草一钱。

六、虚证

用药：当归三钱，酒白芍二钱，川芎钱半，茯苓三钱，木香一钱，陈皮三钱，砂仁一钱，香附三钱。

服上药必须在经前3天，或者经行第一天始服。

一、二两证常见，小腹及腰痛都发生于经前期。腹痛拒按属实：气滞，痛及于全腹部而无定点；血瘀，痛有定处。腹痛喜按，属虚或属寒（小腹及手指有冷感，吐清水）。

第三节　经行先期

先区别肥胖型还是形瘦型。肥胖者，多痰湿，多气虚；形瘦者，多血热（肝木）。经色鲜红、紫多属血热，色淡红多属气虚。

一、血热

治法：凉血清肝。

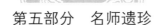

用药：石决明八钱，杭白芍三钱，大生地四钱，丹皮二钱，黄芩钱半，茯苓三钱，炒杜仲三钱，桑寄生三钱，土龙骨一两，煅牡蛎一两。

二、气虚

治法：补中益气。

用药：清黄芪四钱，柴胡八分，升麻八分，杭白芍二钱，炒白术二钱，川断三钱，菟丝子三钱，党参三钱，阿胶珠三钱，生地炭三钱。

第四节 经行后期

一、血虚

面色㿠白，头昏，腰酸，乏力。

用药：当归五钱，酒炒白芍二钱，大熟地四钱，炒川芎钱半，香附三钱，川断三钱，菟丝子三钱，黄芪四钱，山萸肉二钱。

本证禁用通经药。

二、寒证

面色暗黑、暗黄，经前四肢冷感，小腹亦冷。

用药：当归五钱，熟地四钱，酒炒白芍二钱，炒川芎钱半，炮姜一钱，吴茱萸一钱，官桂钱半，香附二钱，广木香钱半，艾叶钱半。

三、气郁

用药：以丹栀逍遥散加减。柴胡钱半，当归三钱，杭白芍二钱，炒白术二钱，茯苓三钱，清炙草二钱，牡丹皮二钱，焦山栀三钱，炒香附三钱，广郁金钱半。

四、肾虚

用药：当归二钱，熟地黄四钱，酒白芍二钱，川芎钱半，巴戟天三钱，川续断三钱，菟丝子三钱，炒杜仲三钱，鹿角片四钱，制香附三钱，沙苑子三钱。

第五节 倒 经

经前鼻衄，经来量少，伴有头昏，胸脘不舒，大多见郁怒伤肝，肝气上逆。

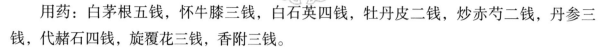

用药：白茅根五钱，怀牛膝三钱，白石英四钱，牡丹皮二钱，炒赤芍二钱，丹参三钱，代赭石四钱，旋覆花三钱，香附三钱。

有肺结核者，平时用养阴清肺药。

第六节　带下病

一、脾虚湿盛

带下色白，如米泔汁或如水状，胃纳不振，面色萎黄，治宜健脾化湿。

用药：党参三钱，茯苓三钱，怀山药三钱，焦白术三钱，杭白芍三钱，白果十个，莲须三钱，二妙丸三钱（包煎）。若山药缺时，可以川黄柏二钱、车前子三钱代之。

二、湿热

带下色白而黄，腥臭，阴痒，小腹酸胀，或阴痛小溲热感。

用药：川草薢四钱，车前子三钱，赤茯苓三钱，泽泻三钱，板蓝根三钱，白槿花三钱，白毛藤一两，土白术三钱，二妙丸三钱（包煎）。

若湿热郁久化火，急性发作，则治以清热化湿，拟方如下：

柴胡一钱，龙胆草钱半，黄芩钱半，川黄柏二钱，生甘草钱半，木通钱半，川草薢三钱，白槿花三钱。

三、赤带

1. 赤带大部分属肝经郁热而致，月经来后，赤带淋漓不净。

乌贼骨四钱，茜草根四钱，血余炭三钱，地榆炭三钱，当归炭三钱，黄芩炭三钱，杭白菊三钱，牡丹皮三钱。

2. 赤带下有下腹两侧或一侧痛，宜凉血解瘀。

当归三钱，炒赤芍二钱，炒白芍二钱，制大黄钱半，蒲公英四钱，炒橘核三钱，生甘草一钱，乌贼骨三钱，茜草炭三钱，血余炭三钱。

第七节　崩　漏

阴道流出持续不断，量多为崩，量少为漏，指超过经期而不净。

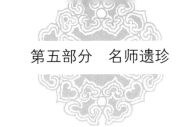

一、血热妄行

月经超前（落后极少），量多，色紫，或红，有块，腰酸，脉细数，或弦滑带数。

治法：清热凉血，止血调经。

用药：阿胶四钱，焦艾叶一钱，杭白芍三钱，牡丹皮二钱，茯苓二钱，生地炭六钱，血余炭三钱，旱莲草三钱，仙鹤草一两。

腹不痛，无瘀滞时可加棕榈炭四钱。

二、中气下陷

面色㿠白，经量多（裤脚底下流出为准），色淡或鲜红，动则多，卧则少。

治法：益气升提，凉血止血。

用药：清黄芪四～六钱，升麻钱半，焦白术三钱，川续断三钱，杭白芍三钱，棕榈炭四钱，乌梅炭三钱，藕节六钱，生地炭六钱，煅龙骨一两，煅牡蛎六钱。

三、肝经郁热

本证较多见，流下日久不断。

治法：凉血化瘀。

用药：当归炭三钱，杭白芍二钱，黄芩炭二钱，牡丹皮二钱，莲房炭六钱，茜草炭二钱，血余炭三钱，乌贼骨四钱。

四、气虚血脱

出血量多不止，面色㿠白，虚脱急时，别直参三钱急煎，后再服下药：

鹿角胶二钱，龟板胶二钱，阿胶四钱，生地炭一两，侧柏叶炭一两，炙黄芪八钱，旱莲草八钱，陈棕炭八钱，乌梅炭三钱，升麻炭钱半，乌贼骨一两。

五、其他

另有一种为血小板减少所引起崩漏者，用下方：

炙黄芪一两，鹿角胶一两，龟板胶一两，炒阿胶珠一两，生地炭一两，侧柏叶炭一两，生龙骨一两，酒白芍四钱，旱莲草一两，乌梅炭五钱。

清热凉血止血药：侧柏叶炭、仙鹤草、旱莲草、牡丹皮、黄芩、生地黄、血见愁、血余炭。

清热化瘀止血药：血余炭、小蓟炭、蒲黄炭、茜草炭。

固涩止血药：乌梅炭、陈棕榈炭、龙骨。

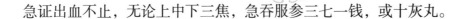

急证出血不止，无论上中下三焦，急吞服参三七一钱，或十灰丸。

第八节　月经过多

一、气虚夹血热

经来量多，色紫，有块，头昏，肢倦乏力。

治法：益气凉血，引血归经。

用药：土龙骨一两，煅牡蛎一两，石决明八钱，杭白芍三钱，生地四钱，牡丹皮二钱，藕节七个，阿胶珠四钱，乌梅炭钱半，川续断三钱，杜仲三钱，菟丝子三钱，槐米炭三钱。

病程较久，气虚甚者，加黄芪四钱，升麻钱半；偏血热者，黄芪可不用。

二、血热夹瘀

经来腹痛。

用药：胶艾汤加减。阿胶四钱，炙艾叶炭钱半，杭白芍三钱，黄芩炭二钱，炒牡丹皮三钱，旱莲草一两，藕节七个，血余炭三钱，川续断三钱，炒槐米三钱，当归三钱。

槐米二两，每天煎汤代茶治疗子宫出血效良。

久痢不止、出血不停用乌梅炭，取其酸涩止血之效，有瘀血者不宜用此药。

第九节　月经过少

此病时间短易治，时间长不易治。

一、寒凝血瘀

腹痛，经量少。

治法：温经化瘀。

用药：当归二钱，牡丹皮三钱，淡吴茱萸一钱，炒枳壳钱半，桃仁钱半，炒香附三钱，怀牛膝三钱，炒赤芍二钱，官桂钱半，鸡血藤八钱。

二、气血两虚

本证多由久病所引起，往往涉及肾虚。

治法：补血补肾。

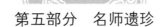

用药：当归三钱，巴戟天三钱，大熟地四钱，炒川芎钱半，怀牛膝三钱，川续断三钱，炒白芍二钱，炒白术二钱，沙苑子三钱，紫河车一钱（吞）。

第十节　子宫出血

子宫出血，阴道流血量多（无论老年、青年），色鲜或紫，有块，面色㿠白。此中气下陷，气不摄血。

用药：清炙黄芪八钱，阿胶珠四钱，杭白芍三钱，生地炭一两，侧柏叶炭一两，旱莲草五钱，仙鹤草一两，乌贼骨一两，焦艾叶炭一钱，乌梅炭五钱，陈棕榈炭八钱，鹿角胶二钱（烊冲）。

本方对功能性月经过多也有极好的效果，服 1 剂即见效。

第十一节　妊娠病

一、妊娠恶阻

（一）肝热（肝胃不和）

呕恶，心烦，畏冷，不思食，头昏。

治法：养血清肝。

当归三钱，酒白芍二钱，茯苓三钱，炙甘草一钱，菟丝子三钱，黄芩钱半，佛手片钱半，苏梗钱半，砂仁一钱，煅石决明六钱。

气虚者慎用。

（二）痰滞

呕吐痰水，不思食，乃痰气上逆之故。

用药：酒白芍二钱，干姜六分，茯苓三钱，炙甘草一钱，炒党参二钱，姜半夏一钱，姜竹茹二钱，苏梗钱半，陈皮钱半。

此方只用 2 剂，不宜长服，因半夏多用、久用有堕胎之虞。

二、妊娠腹痛

肝肾不足引起者占多数，其症状是腹痛、腰痛、尿频（妊娠 3～4 个月后才有，因胎儿压迫膀胱之故）。

治法：养血安胎。

用药：炒当归三钱，酒白芍三钱，怀山药三钱，党参三钱，川断三钱，菟丝子三钱，炒杜仲三钱，焦白术三钱，桑寄生三钱。

一般服 3～4 剂即见效。

防流产，可酌加阿胶珠四钱、龙眼肉五钱；有肠胃系统症状者，加木香钱半。

三、妊娠肿胀

（一）脾虚

肿由下而上，从脚至腹而胀，皮色不变。

用药：天仙藤散加减。天仙藤三钱，宣木瓜钱半，生姜皮八分，红枣四枚，焦白术二钱，茯苓三钱，苏梗钱半，大腹皮三钱，陈皮钱半，冬瓜皮五钱。

气虚加清炙黄芪四钱。

（二）脾肾阳虚

腹大如鼓（超过妊娠月份），西医检查示羊水过多，皮色有改变。

用药：千金鲤鱼汤加减。鲤鱼一条（一斤左右，去鳞及内脏）先煎代水，当归三钱，杭白芍二钱，焦白术三钱，泽泻四钱，茯苓皮四钱，大腹皮三钱，陈皮钱半。

或可试用镇坎散（砂仁、西瓜），每次吞服一钱，每天 3 次。

四、妊娠小便淋痛

一、实热证

用药：当归三钱，生杭白芍二钱，赤茯苓五钱，焦山栀三钱，生甘草钱半，知母二钱，黄柏二钱，麦冬三钱，黄芩钱半，猪苓一钱。

二、胎元下坠引起

用药：清炙黄芪四钱，党参三钱，酒白芍三钱，焦白术三钱，茯苓三钱，川断三钱，菟丝子三钱，当归三钱。

注意：车前子、防己、川木通等利水药不能用，以防堕胎。

五、妊娠小便不通

本病大多是中气下陷、胎元压迫膀胱引起。

用药：茯苓升麻汤。茯苓五钱，升麻钱半，党参三钱，当归三钱，焦白术三钱，清炙草一钱，川续断三钱，清炙黄芪四钱。

禁用利小便药。

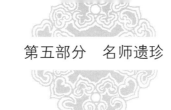

六、子痫病

头项强直，筋脉挛急，头昏，头晕，四肢抽搐，昏不知人，病属心肝二经，血虚生风。

主方：

钩藤四钱，生石决明八钱，滁菊花二钱，桑枝四钱，杭白芍二钱，细生地四钱，黄芩钱半，茯苓三钱，绿萼梅钱半。

此方治先兆子痫时服，颇效。

甚者，项强，角弓反张。用下方：

生石决明一两，钩藤四钱，甘菊花二钱，桑枝四钱，杭白芍二钱，当归三钱，黄芩钱半，绿萼梅二钱，生杜仲四钱，桑寄生三钱，夏枯草四钱，羚羊角钱半（煎汤代茶）。

神识不清，加石菖蒲一钱。

七、妊娠亚急性阑尾炎

用药：红藤一两，紫花地丁一两，金银花一两，连翘五钱，生甘草一钱，制乳香钱半，制没药钱半。

此方对妊娠慢性阑尾炎极有效，对急性效果尚不理想。

八、先兆流产（胎漏）

（一）脾肾两伤

发病初期腹不痛，仅有腰酸之症，漏下始少，点滴不多，时断时来，卧则血少。

治法：益气补肾，养血安胎。

用药：清炙黄芪五钱，党参三钱，阿胶珠四钱，杭白芍二钱，旱莲草三钱，桑寄生三钱，焦白术三钱，苎麻根五钱，川续断三钱，菟丝子三钱，炒杜仲三钱，龙眼肉五钱，加糯米一撮（取其黏滞之性）。

（二）外伤

劳力负重引起胎漏。胎有损伤，此时要保胎，仅有 50% 的把握。

用药：清炙黄芪四钱，焦艾叶炭一钱，藕节炭五钱，阿胶珠四钱，杭白芍三钱，炒杜仲三钱，桑寄生三钱，焦白术三钱，苎麻根五钱，川续断三钱，菟丝子三钱。

或者处以下方：

炙黄芪五钱，党参三钱，怀山药三钱，阿胶四钱，酒白芍三钱，旱莲草三钱，仙鹤草一两，焦艾叶炭八分，桑寄生四钱，苎麻根五钱，焦白术三钱。

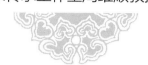

第十二节　产后病

一、不完全流产（小产）

1.小产引起血崩，即胎未下，但出血不止，则用外伤型胎漏方。

若上方用后仍出血不止，则需急诊；西医行刮宫、急救止血，若不能刮宫则服佛手散。

用药：当归二两，川芎一两，血余炭三钱。

服药后，血量减少，在8～16小时内，胎儿自动排出。

2.瘀下血块量或多或少，色紫有块，下腹痛阵作，瘀血留滞胞中，即不完全流产，用生化汤加味。

用药：当归一两，川芎三～五钱，桃仁钱半，益母草五钱，丹皮二钱，炙甘草一钱，莲房五钱。

如月经过期来，渐腹痛，经量多，有黑紫块，腰酸，防血崩。或从下方参考：

当归炭四钱，藕节炭四钱，川芎钱半，艾叶炭钱半，延胡索三钱，酒白芍二钱，炮姜炭钱半，旱莲草四钱，炙甘草一钱，仙鹤草一两，狗脊炭四钱

3.胎已下，血已少，下腹隐痛（此时腹中瘀滞已很少），痛喜按则为虚痛，若拒按则为实痛，治以生化汤加味，前方出入。

用药：当归六钱，川芎五钱，炮姜一钱，益母草三钱，牡丹皮二钱，炙甘草一钱。

若出血过多，面色㿠白，体虚，原方中加炙黄芪四钱，党参三钱。

二、小产后胃口不开

本病系因产后胞宫病变，累及阳明胃经，脾胃健运失常导致。

治法：养血健脾疏肝。

用药：当归三钱，酒白芍二钱，焦六曲三钱，茯苓三钱，炒白术二钱，砂仁一钱，陈皮钱半，姜半夏二钱，广郁金钱半。

若大便干燥，则在原方中加瓜蒌皮三钱。

三、产后腹泻

腹痛，大便溏泄，3～5次/日，无里急后重感（非痢疾）。

治法：和解。

用药：炒当归三钱，酒白芍二钱，山楂炭三钱，焦六曲三钱，大腹皮三钱，炒扁豆花

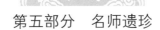

钱半，广藿香二钱，广木香钱半，制川朴钱半。

一般服用 2 剂即效。

四、产后腰痛

本病系因产后督脉损伤之故。

治法：温补奇经。

用药：龟鹿二仙胶加减。龟板胶四钱（或败龟板四钱），鹿角胶四钱（或鹿角片四钱），桂枝一钱，全当归三钱，生地黄四钱，熟地黄四钱，补骨脂三钱，怀牛膝三钱，千年健三钱，钻地风三钱（后两味骶骨痛必用）。

五、产后自汗、盗汗

本病系因产后营卫俱虚，营虚不能内守，卫虚不能卫外，故烘热、自汗、盗汗。

用药：党参三钱，炙黄芪四钱（或用炙黄芪皮二钱），怀山药三钱，炙甘草一钱，浮小麦四钱，稽豆衣四钱，熟附片八分，地骨皮三钱，炒酸枣仁三钱，茯神三钱。

若有低热不退，呈朝轻暮重之象，则以下方加减治疗。

党参三钱，炙黄芪四钱，焦白术三钱，全当归三钱，细生地四钱，炙鳖甲六钱，地骨皮三钱，知母三钱，浮小麦三钱，茯神三钱。

六、产后乳少

用药：清炙黄芪八钱，全当归八钱，王不留行钱半，通草钱半，官桂一钱，川芎钱半，大熟地四钱，焦白术二钱。

此方乃为气血虚弱者所设。若为肝郁气滞型缺乳，则宜疏肝解郁，佐以通络，不可执用此方。

七、回乳

内服：炒麦芽二两，或酌加焦六曲三钱，小茴香钱半。

外敷：皮硝二两，用布扎紧。

注射：己烯雌酚。

针灸：至阴穴。

八、产后大寒发热

畏寒发热，新产 3～7 天，发热，恶露不多，下腹隐痛，纳呆。

用药：荆芥钱半，蔓荆子三钱，当归三钱，川芎钱半，通草钱半，炮姜五分，小胡麻

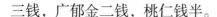

三钱，广郁金二钱，桃仁钱半。

九、过期不产

（一）气虚

用药：别直参钱半，龙眼肉二两，煎服。

（二）虚中夹实

用药：党参八钱，焦白术五钱，当归一两，川芎五钱，败龟板五钱，血余炭三钱。

（三）胎位不正或过期不产（无症状）

可试用：清炙黄芪五钱，菟丝子五钱，当归身钱半，川芎钱半，酒白芍钱半，川贝母七分，川厚朴七分，荆芥七分，苏梗七分，艾叶七分，枳壳七分，羌活七分，炙甘草一钱

十、产后恶露不绝

（一）气虚

产后伤于经血，产程长，使用产钳或身体本虚，腹不痛，量少，色淡红，腰酸。

治法：养血健脾，引血归经。

用药：党参三钱，白术二钱，炙甘草二钱，当归三钱，酒白芍二钱，牡丹皮二钱，川续断三钱，藕节五枚，血余炭三钱，菟丝子三钱，旱莲草三钱。

（二）瘀血

宿瘀留滞子宫，恶露不净，时断时续，量或多或少，小腹痛（关元处）。

治法：和血解瘀。

用药：当归五钱，川芎二钱，桃仁钱半，牡丹皮二钱，炙甘草一钱，益母草四钱，炮姜八分，莲房三钱，酌加血余炭三钱。

服此方3剂后，腹痛消失，瘀血渐少。若经血不断，腹痛甚则在原方中加熟大黄钱半（痛则血下）。

方中牡丹皮有极强的抗菌力，尤其对于盆腔疾病甚佳，而在血证中此药必用。

注意： 恶露量多或少，颜色淡或紫，有块无块，腹痛与不痛应辨明。量多、腹痛、色紫有块，瘀滞可能性大；色鲜或淡、腹不痛，气虚可能性大。

产后恶露不尽，禁用生地黄、阿胶，因此二药易引起瘀滞。

十一、产后乳腺炎

产后婴儿吹乳或受寒，引起乳房红肿作块，有时发热。

1. 蒲公英二两煎汤内服，配以二两捣烂外敷。

2. 鹿角片磨粉，黄酒冲服一钱，分两次服。

3.鹿角片四钱，蒲公英一两，浙贝母三钱，赤芍三钱，忍冬藤一两，通草二钱，王不留行三钱，路路通七个，当归尾三钱。

有发热加连翘四钱；有肿块加穿山甲四钱。

十二、产后小便不通

治法：养血化瘀利尿。

用药：生化汤加通草、茯苓、车前草。

十三、产后小便频数

本病黄芪不宜早用，否则易引起面部浮肿。

1.在产后月内，恶露未断，出现小便频数，属气虚夹瘀。治宜先化瘀后再补。

2.若恶露已净，发现小便淋沥不断，属失禁。若日久不愈，属膀胱损伤（较难治）。宜当归补血汤加减。拟方如下：

清炙黄芪四钱，当归五钱，焦白术二钱，酒白芍二钱，牡丹皮二钱，清炙草一钱，猪尿泡一只。

十四、子宫下垂

治法：益气补肝肾。

用药：炙黄芪四钱，党参三钱，阿胶四钱，巴戟天三钱，乌梅炭钱半，菟丝子三钱，桑螵蛸四钱，覆盆子四钱，酒白芍三钱，升麻钱半，生地黄五钱，熟地黄五钱。

外用：

1.生枳壳一两，益母草一两，煎汤外洗。

2.石灰3斤，韭菜1斤，煎汤外洗。

3.蓖麻仁12个加酒精少许捣烂，用油纸压在气海穴处，布带绑紧。

第十三节　幼稚型子宫不孕症

一、肥胖体

月经来时，应用活血通经。

丹参四钱，当归三钱，川芎三钱，香附三钱，通草钱半，路路通七个，炒枳壳钱半，红花钱半，小胡麻钱半，当归三钱，乌药二钱。

平常服燥湿化痰、活血通瘀方：

清炙黄芪四钱，姜半夏三钱，制苍术二钱，炒枳壳钱半，泽泻三钱，薏苡仁三钱，丹参四钱，香附三钱，茯苓皮四钱，大腹皮三钱。

二、瘦体

下肢冰冷，肾阳虚。

淡肉苁蓉三钱，当归三钱，菟丝子三钱，巴戟天三钱，炙艾绒钱半（包），蛇床子二钱，炒川芎钱半，酒白芍三钱，官桂钱半，熟地黄四钱（砂仁五分拌）。

胃口差去熟地黄，加炒白术二钱，茯苓三钱。

第十四节　不孕症

一、寒（湿）郁气滞

农妇为多见，临床表现为月经失调，延迟后期，35～40天一行，经量少，面色青黑，经前乳房胀痛，胀在乳头，或包括乳房，经来之际，小腹或有胀痛，脉沉细带涩，苔薄白，或腐、腻。

不育症在临床中每10对夫妇之中，就有3个是属于男子之故而不育。故男子必须也要做检查。常规化验精液，精子1～5亿属正常，2000～3000个不易受孕，精子活动率70%以上属正常。

鹿角片四钱，当归三钱，川芎钱半，姜半夏三钱，淡吴茱萸三钱，炒椒目一钱，蒲公英三钱，青皮钱半，干姜八分，泽泻三钱。

冬天时原方加肉桂一钱，7～10剂即见效。

二、肝郁气滞

本证在工人与城市家庭妇女中多见。临床表现为月经不调、超前，经前胸部、乳头，包括乳房作胀，经来小腹作胀，胀甚于痛，经色紫红，情志抑郁，脉细带涩，舌质淡红，治宜疏肝解郁。

柴胡钱半，当归三钱，杭白芍二钱，广郁金二钱，黄芩钱半，白芥子一钱，香附三钱，通草一钱，路路通七个，玫瑰花一钱，炒枳壳钱半。每服5～7剂。

三、气滞血瘀

1.经来小腹痛，痛在正中，或者在小腹两侧或一侧，腰痛，经色紫有块。治宜疏肝理气化瘀。

当归三钱，酒白芍二钱，炒川芎钱半，制香附三钱，酒炒延胡索二钱，青皮钱半，炒枳壳钱半，广郁金钱半，台乌药钱半，小胡麻三钱。

若腹痛，痛在左侧或右侧，则与盆腔炎的治疗相同。

每次经来腹痛，痛在正中、小腹两侧或一侧，病在任脉与肝经，治疗参看痛经与盆腔炎。

2. 肝经为病，一般多发生于流产后，瘀滞留在胞宫（即流产后引起感染，输卵管部分阻塞）。临床表现为经前、经后或经来时小腹一侧或两侧隐隐作痛，腰痛，或痛在腰骶部（八髎穴）。先治以理气化瘀，再调养气血。

当归三钱，炒赤芍二钱，川芎钱半，熟大黄钱半，桃仁钱半，蒲公英五钱，青皮二钱，炒枳壳钱半，广木香钱半，小茴香钱半。

每月 7～10 剂，一般症状消失后再改四物汤加黄芩钱半，艾绒钱半，香附三钱，广木香钱半，连服 2～3 个月。

四、肾阳不振（虚寒）

平时小腹冰冷，经来量也不多，色淡，月经后期，脉沉细、迟缓，苔薄白，质淡红，治宜二法。

（一）经来之际，活血疏肝

当归三钱，川芎二钱，酒白芍二钱，红花钱半，淡吴茱萸一钱，小胡麻三钱，香附三钱，肉桂一钱，乌药二钱。

服 3 剂。

（二）经前后四五天，温补肾阳

苁蓉菟丝子丸：淡肉苁蓉三钱，防风钱半，菟丝子三钱，当归三钱，酒白芍二钱，五味子一钱，炒补骨脂三钱，炙艾绒钱半，覆盆子四钱，蛇床子四钱。

服 5 剂。

每月共服 3+5=8 剂，连服 2～3 个月即怀孕。

（三）脾肾阳虚带下，温补肾阳

人瘦，带下透明色，无腥臭，月经一般。治宜温补肾阳。一般止带药如莲须、乌贼骨等服之均无效，必服下方：

炙黄芪四钱，肉苁蓉三钱，炒补骨脂三钱，熟附片四钱，当归三钱，酒白芍二钱，菟丝子三钱，蛇床子三钱，五味子钱半，大熟地四钱。

带下治愈后才怀孕。

五、肥胖

体重增加，月经落后、量少，治宜燥湿化痰、调经。

炙黄芪四钱，川芎钱半，姜半夏三钱，车前子三钱，陈皮二钱，泽泻三钱，炙甘草钱半，苍术三钱，枳壳钱半，薏苡仁四钱，丹参三钱，香附三钱，当归尾三钱。

六、人瘦

1.阴血亏虚引起虚热，月经过多，色红或紫，有块，心情烦躁，经来超前，舌质红，苔薄白腻或白，脉虚数。治宜凉血清肝。

紫草根六钱，紫花地丁六钱，黄芩钱半，牡丹皮二钱，忍冬藤六钱，苦参二钱，杭白芍二钱，麦冬三钱，归脾丸四钱（包煎）。

2.阴虚血热，人瘦，经超前、量少。宜调养气血。

当归三钱，杭白芍二钱，熟地黄四钱，川芎钱半，黄芩钱半，牡丹皮钱半，香附三钱，月季花一钱，丹参二钱。

第三章 吴颂康

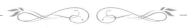

第一节 神经系统疾病

一、头晕

（一）血虚

炒潞党参三钱，炒白术二钱，炙黄芪三钱，当归三钱，炒丹参五钱，白芍四钱，大生地四钱，制何首乌四钱，陈皮钱半，甘草钱半，红枣五钱。

（二）肝阴不足

制女贞子四钱，白芍四钱，旱莲草四钱，制何首乌四钱，大生地四钱，滁菊二钱，白蒺藜四钱，生牡蛎一两，决明子四钱。

（三）肾虚

大生地四钱，巴戟天三钱，煨补骨脂三钱，牛膝三钱，怀山药四钱，山萸肉三钱，炒芡实三钱。

肾阳虚加右归丸五钱（包煎）；肾阴虚加左归丸五钱（包煎）。

（四）肝风上逆

甘菊花三钱，生牡蛎一两，白蒺藜四钱，赤芍二钱，白芍二钱，八月札钱半，钩藤四钱，冬桑叶钱半，麸炒白僵蚕三钱，明天麻钱半，黑山栀三钱，牡丹皮三钱。

（五）肝火

炒黄芩二钱，珍珠母一两，黑山栀三钱，赤芍四钱，炒川芎八分，小青皮一钱，防风一钱，钩藤三钱，当归龙荟丸钱半（吞）。

二、头风痛、三叉神经痛

炙川芎二钱半，白芷二钱半，明天麻二钱半，川藁本二钱半，防风三钱，甘菊花二钱，赤白芍各二钱，钩藤四钱，黑栀子四钱，白蒺藜四钱，蔓荆子四钱

三、耳鸣

生磁石一两，辰麦冬四钱，生牡蛎一两，制何首乌五钱，蔓荆子四钱，山茱萸三钱，

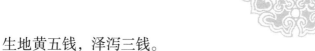

生地黄五钱，泽泻三钱。

四、面神经麻痹

川羌活钱半，钩藤三钱，酒川芎钱半，全蝎钱半，蔓荆子三钱，炒僵蚕三钱，煨防风钱半，当归三钱，白蒺藜四钱，天麻钱半，大蜈蚣2条，白芷钱半。

气血阴阳不足时，可相应加入补气养血、滋阴壮阳之品以扶正透邪。

五、神经衰弱

生地黄四钱，百合四钱，炙甘草钱半，红枣一两，五味子钱半，淮小麦一两，麦冬四钱。

六、癫痫

广郁金三钱，胆南星三钱，姜汁炒僵蚕钱半，焦六曲四钱，广地龙五钱，秦艽三钱，狗脊五钱～一两，怀牛膝四钱，珍珠母一两，生磁石一两，生龙齿一两，桑叶三钱，石菖蒲三钱。

第二节　感　冒

一、风寒感冒

荆芥四钱，防风四钱，紫苏叶四钱，生姜三片，葱头五枚，豆豉三钱，陈皮二钱，桔梗三钱，杏仁三钱，甘草二钱，薄荷一钱。

二、风热感冒

荆芥三钱，防风三钱，紫苏叶三钱，金银花四钱，连翘四钱，淡子芩五钱，甘菊花二钱，杏仁三钱，焦栀子二钱，薄荷一钱。

若遍身关节酸痛，加白蒺藜四钱或秦艽四钱；有湿加苍术、茯苓。

三、暑湿感冒

广藿香四钱，佩兰二钱，香薷钱半，白芷钱半，青蒿三钱，赤茯苓四钱，川厚朴钱半，陈皮钱半，鸡苏散四钱。

暑月当令，广藿香、厚朴、佩兰、茯苓、陈皮应为主药，随证加减，特别是江南地区。

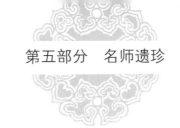

第三节　咳　嗽

一、风寒咳嗽

止嗽散加减：荆芥钱半，化橘红钱半，甘草钱半，白前三钱，桔梗钱半，紫菀三钱，百部三钱。

痰多加法半夏三钱，竹茹三钱，浙贝母三钱。

咽喉干燥加麦冬四钱，玄参三钱，天花粉四钱。

二、气管炎

炙麻黄钱半，杏仁三钱，石膏三钱，竹沥半夏三钱，化橘红钱半，苏子三钱，甘草钱半，紫菀三钱，前胡二钱。

三、痰饮咳嗽气喘

参看治痰饮三法。

第四节　治痰饮三法

一、痰饮初起

咳嗽气逆。

1.麻杏石甘汤加味（因于热）：麻黄一钱，杏仁三钱，生石膏四钱，前胡二钱，茯苓四钱，甘草钱半，化橘红钱半，半夏三钱，炒苏子三钱。

2.小青龙汤加味（因于寒）：麻黄钱半，桂枝二钱，制半夏三钱，细辛七分，干姜八分，五味子七分，化橘红钱半，蜜炙紫菀三钱，茯苓四钱。

二、痰饮中期

咳喘，白痰多稠，口干不喜饮。

1.小青龙加味：上方加重桂枝用量可用二～四钱，治疗饮病，

在中期时，桂枝、茯苓、半夏是要药，不可缺少。

2.苓桂术甘汤加味：桂枝三钱，茯苓四钱，炒白术二钱，甘草八分，杏仁三钱，化橘红钱半，制半夏三钱，甜葶苈子四钱，炙白前三钱，炙紫菀三钱。

179

本方方义，桂枝通阳，白术健脾，茯苓蠲饮，甘草和中，半夏消饮，橘红、杏仁、紫菀、白前止咳，葶苈子平喘。

三、痰饮后期，分脾肾论治

1. 脾阳虚，苓桂术甘汤可加参，其他药物如中期用法。

2. 肾阳虚，以肾气丸加减（减去山萸肉酸味）。

淡附子三钱，桂枝三钱，甜葶苈子四钱，熟地黄四钱，怀山药三钱，泽泻三钱，茯苓四钱，巴戟天四钱，炙皂荚子四钱，煅鹅管石四钱，半夏三钱，可加黑锡丹一～三钱（吞服）。

皂荚子、煅鹅管石有化痰平喘作用。

第五节　治泄三法

一、风寒外感夹泻（用逆流挽舟法）

羌活一钱，独活一钱，柴胡钱半，前胡钱半，桔梗钱半，川芎一钱，化橘红钱半，焦山楂三钱，炒枳壳二钱，神曲三钱，茯苓四钱，生姜三片，红枣三枚。

二、积食泄泻

（一）积食为主

平胃散加减：制苍术二钱，陈皮钱半，炒黄芩钱半，川厚朴钱半，焦神曲三钱，茯苓四钱，防风一钱，炒麦芽四钱，槟榔三钱，焦山楂三钱，白芍四钱。

（二）脾虚为主

异功散和平胃散加味：炒党参三钱，炒白术二钱，茯苓四钱，陈皮钱半，川厚朴钱半，焦神曲三钱，焦槟榔三钱，炒麦芽四钱，焦山楂三钱，砂仁八分。

三、久泻成虚

分脾肾治之。

（一）脾虚

炒党参三钱，炒白术二钱，茯苓四钱，芡实四钱，石莲子肉三钱，炮姜八分，炒麦芽三钱，陈皮二钱。

（二）肾虚

煨肉豆蔻三钱，淡吴茱萸八分，煨补骨脂三钱，炒党参四钱，木瓜钱半。

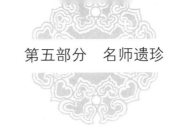

第六节 呃 逆

旋覆花三钱，代赭石六钱，炒党参三钱，茯苓四钱，姜半夏三钱，陈皮五分，炒竹茹三钱，丁香二钱，柿蒂五个。

第七节 呕 吐

一、习惯性呕吐

姜半夏三钱，干姜八分，炒刀豆三钱，川黄连六分，炒竹茹三钱，茯苓四钱，盐水炒陈皮三钱，吴茱萸八分，煨木香钱半，杏仁三钱，川厚朴钱半。

二、幽门梗阻呕吐

姜半夏三钱，盐水炒橘红二钱，泡吴茱萸六分，盐水炒刀豆子三钱，姜竹茹三钱，茯苓四钱，炒潞党参三钱，旋覆花三钱（包），代赭石六钱。

三、湿热呕吐

姜半夏三钱，川黄连一钱，炒竹茹钱半，芦根五钱，吴茱萸一钱，广藿香三钱。

第八节 高血压病

一、肝性高血压病

桑寄生四钱，怀牛膝三钱，夏枯草五钱，赤芍四钱，蜜炙马兜铃五钱，昆布五钱，青葙子五钱，淡黄芩二钱，鹿衔草五钱。

二、妊娠高血压病

淫羊藿三钱，仙茅三钱，巴戟天三钱，炙当归三钱，肥知母四钱，川黄柏三钱。
本方需长期服用三个月。

三、肾性高血压病

大生地五钱，山萸肉二钱，怀山药四钱，杜仲五钱，桑寄生四钱，巴戟天四钱，茯苓四钱，泽泻三钱，牡丹皮四钱，怀牛膝三钱，车前子三钱。

肾阳虚者，加淡附子钱半，肉桂一钱。

高血压病治疗在于长期巩固，宜六味地黄丸，早晚各三钱。

第九节 心脏病

一、风湿性心脏病

炙桂枝五钱～一两，猪苓四钱，泽泻三钱，甜葶苈子四钱，磁石一两，防己三钱，生石膏五钱～一两，车前子四钱，杜红花钱半，赤芍四钱，另以红参粉五分、陈皮粉五分和匀，分两次吞。

石膏是止郁热而用，如无郁热，可以不用；有郁热则用量与桂枝同；如心力衰竭严重，用别直参代红参，用量为五分～一钱。

二、冠状动脉硬化性心脏病

全瓜蒌五钱，薤白三钱，清半夏三钱，昆布五钱，杜红花钱半，桃仁三钱，生赤芍四钱，磁石一两，炒丹参五钱，参三七粉三～五分（吞）。

对于冠心病人，在临床上建议病人多饮绿茶，以绿茶能溶解血管内脂质沉着故也。

三、肺源性心脏病

炙桂枝钱半，赤芍四钱，生磁石一两，绿茶二钱，车前子三钱，麦冬五钱，北五味子钱半，泽泻三钱，葶苈子四钱，红参粉五分～一钱（吞）。

如心力衰竭严重，用别直参代红参，用量五分～一钱。

四、心力衰竭

热病遇到心力衰竭用生脉散：别直参钱半，麦冬四钱，五味子钱半。

如遇到一般内科或外科病人出现心力衰竭用参附汤：别直参一～二钱，淡附子三钱，炮姜六分。

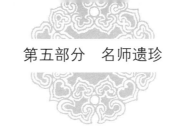

第十节　血液病

一、热带性嗜酸细胞增多症

炙桂枝钱半，白芍四钱，炙甘草三钱，赤小豆一两，炙当归三钱，丹参六钱，炒阿胶三钱，炙黄芪三钱，生姜二钱，饴糖一两（冲）。

二、白细胞减少症

鸡血藤一两（或用鸡血藤膏三钱），淫羊藿三钱，炒党参三钱，炙桂枝钱半，甘草三钱，炙黄芪四钱，炒白术二钱，紫河车粉一钱（吞）。

三、血小板减少性紫癜

赤小豆一两，玄参三钱，槐米炭四钱，薏苡仁一两，生地炭五钱，党参三钱，炙甘草三钱，炙黄芪三钱，炙当归三钱，红枣一两，炒阿胶珠四钱，川芎六分。

如有肾阳虚证，加仙茅三钱，淫羊藿三钱，黄柏三钱。

如有出血，加沙氏鹿茸草一两，仙鹤草一两，羊蹄根五钱，旱莲草五钱。

四、过敏性紫癜

赤小豆一两，甘草三钱，生薏苡仁一两，红枣一两，乌玄参三钱，牡蛎一两。

五、再生障碍性贫血

基本方：淫羊藿三钱，仙茅三钱，知母四钱，当归三钱，五味子钱半，甘草三钱，赤小豆一两，制巴戟天三钱，鹿角胶三钱，炒党参三钱，紫河车粉一钱（吞）。

若有出血者加别直参粉一钱吞。

若因内热（往往西药用过睾酮后出现）服下方：

生石膏六钱，知母四钱，大生地六钱，麦冬四钱，炙甘草钱半，薏苡仁四钱，乌玄参三钱，太子参三钱，薏苡仁三钱，赤小豆一两。

如肺气虚者，用葆真汤加减：

生地黄六钱，熟地黄六钱，党参三钱，炙黄芪四钱，炒白术四钱，炙当归三钱，丹参六钱，炒阿胶三钱，甘草三钱，五味子六分。

如基本方用了1个月左右，病人可能出现相火内炽情况，这时就立即停用，改以归脾汤服1个月时间再改用基本方。

六、缺铁性贫血

黄芪八钱，党参五钱，炒白术三钱，茯苓二钱，炙甘草三钱，麸炒白芍三钱，枸杞子三钱，当归三钱，乌梅三钱，五味子钱半，防风一钱，红枣五十枚，赤小豆一两。

七、慢性白血病

炒党参三钱，炒白术二钱，炙黄芪三钱，当归三钱，炒丹参四钱，白芍四钱，杜赤豆一两，天冬四钱，五味子一钱，甘草三钱。

八、急性单核样粒细胞性白血病

生马钱子四分，蚤休三钱，射干三钱，凤尾草三钱，山豆根三钱，党参三钱，生甘草二钱，西黄粉二分。

如有出血，加仙鹤草一两，茜草三钱，生地黄四钱，紫草四钱。

如气血虚，加炙黄芪八钱，当归四钱。

如有发热，加金银花三钱，生石膏一两等。

九、急性淋巴性白血病

蚤休三～五钱，白花蛇舌草四钱，天葵子三钱，菝葜四钱，土茯苓四钱，射干钱半，红参一钱，清炙黄芪七钱，沙氏鹿茸草四钱，红枣一两，赤芍三钱，牡丹皮三钱，生牡蛎一两，生马钱子四分，西黄粉二分。

十、慢性淋巴细胞白血病

白英六钱，蚤休五钱，天葵子五钱，麸炒白芍一两，鳖甲一两，山豆根六钱，射干二钱，炙黄芪八钱，红参一钱，菝葜五钱，土茯苓四钱，西黄粉二分。

十一、恶性网状细胞增多症

广犀角二钱，赤芍三钱，牡丹皮三钱，生地黄四钱，白茅根五钱～一两，金银花炭一两。

伴发高热者，加白虎汤，西黄粉六～八分。

十二、血友病

临床治疗血病（包括咳血、吐血、便血、尿血）包括四法：止血、祛瘀、柔络、补血。血友病虽不一定出现咳血、吐血、便血、尿血，但需按血病四法进行。

基本方：党参三钱，炒白术三钱，炙黄芪四钱，当归三钱，炒丹参五钱，炒白芍四钱，炒阿胶三钱，生地黄三钱，玄参三钱，甘草二钱，陈皮五分，红枣五钱。

玄参具有降低血管通透性的作用，然量宜少用，二～三钱。

临床上要注意，开补益气血药时，需要加少量陈皮、木香等理气健胃药。

如血友病出现咳血、尿血、肌衄、鼻衄等，宜止血为主，用下方：

炒阿胶珠三钱，麦冬四钱，陈白茅根七钱，生地炭四钱，炒白芍四钱，槐米炭四钱，别直参一～二钱，旱莲草五钱，仙鹤草七钱，参三七粉七分～一钱（吞）。

祛瘀是治疗血友病的重要环节之一，需要注意的是祛瘀时宜用化瘀止血药，不宜用桃仁、红花等辛窜活血药，否则易诱发鼻窍、耳窍等位置出血。

祛瘀方：别直参一～二钱，炒白芍三钱，煅花蕊石四钱，白茅根一两，蒲黄炭二钱，功劳叶三钱，生地炭三～六钱，紫草三钱～一两，血余炭二钱，炒槐米四钱，参三七粉七分～一钱（吞）。

气虚症状明显，可加炙黄芪、党参等。

第十一节　阿狄森病

本病与中医的肾阳虚症状相符，治以温补肾阳。

鹿角胶三钱，补骨脂四钱，巴戟天三钱，肉苁蓉三钱，沙苑子四钱，淡附块三钱，肉桂一钱，熟地黄三钱，炙甘草三钱，红枣一两。

出现危象时以参附汤治之，既往临床治疗有效：

淡附块三钱，别直参二钱，炙甘草三钱，干姜八分。

第十二节　甲状腺功能亢进

黑山栀三钱，牡丹皮三钱，甘菊花三钱，黄药子五钱，赤芍二钱，白芍二钱，昆布五钱，生牡蛎一两，海螵蛸四钱，川芎钱半，夏枯草四钱，枸杞子四钱，青皮二钱，土贝母五钱，炒黄芩二钱。

第十三节　肾盂肾炎

本病按照下焦湿热论治：

1. 大生地五钱，木通三钱，淡竹叶三钱，川黄柏三钱，甘草梢三钱，带皮茯苓三钱，马齿苋五钱，制大黄二钱，忍冬藤一两，或加白花蛇舌草一两。

2. 柴胡钱半～三钱，木通二钱，大生地五钱，牛膝三钱，甘草梢五钱，川黄柏三钱，忍冬藤一两，知母四钱，淡竹叶三钱。

若小便检查正常且症状消失后，可长服六味地黄丸或知柏地黄丸巩固治疗。

第十四节　乳糜尿

糯稻根二两先煎代水。

大生地五钱，山萸肉三钱，怀山药四钱，茯苓四钱，泽泻三钱，巴戟天四钱，沙苑子四钱。

第十五节　水　肿

一、水肿初起

风水（西医学称急性肾炎）在临床治疗上从寒热辨治，治以发汗开肺，即"开鬼门"。

（一）寒

生麻黄钱半，细辛一钱，淡附子三钱，杏仁三钱，桂枝二钱，干姜八分，猪苓四钱，茯苓四钱，泽泻三钱。

（二）热

生麻黄钱半，石膏六钱，杏仁三钱，甘草八分，猪苓四钱，泽泻三钱，生桑白皮五钱，冬瓜子四钱，冬瓜皮四钱。

（三）汗出水仍不通，用淡渗法

带皮苓五钱，泽泻四钱，猪苓四钱，姜皮一钱，冬瓜皮五钱，炒白术二钱，炙桂枝二钱，桑白皮三钱，车前子四钱，地骷髅五钱，京葫芦六钱。

水退净后，再用补肾法，若属寒的用金匮肾气丸四钱吞；属热则用六味地黄丸。一般需服三四个月。

二、慢性肾炎

一般肾水肿者，总以退水肿为主，以五皮饮、五苓散加味。

治疗慢性水肿的目的不在退水肿，而是要看如何使肾功能恢复正常。按照西医学的治疗，临床上尚无特殊疗效药物，过去用中药治疗，发现有个别病人肾功能恢复正常。（参看《中藏经》）

处方：大熟地五钱，山萸肉三钱，泽泻三钱，茯苓四钱，怀山药四钱，巴戟天四钱，

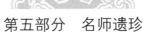

炒胡芦巴三钱，黄芪三钱，炙桂枝三钱，淡附子一钱，炒党参三钱，陈皮钱半。

若以高血压病引起者，去淡附子、桂枝，加杜仲四钱，桑寄生四钱。此方亦有消水的作用，需长期服用。

水肿后期出现贫血者，是最难治疗的。临床用补血药无效的，只有从补肝肾着手，肾功能好转，贫血现象亦会改变。

第十六节　临床必须掌握的治水肿法

1. 解表行水（开鬼门），因热，越婢汤；因寒，麻黄附子细辛汤加味。

2. 淡渗行水，此法去水肿病用处最广泛，代表方药：五皮饮、五苓散、京葫芦、地骷髅等。

3. 健脾行水，脾虚的以实脾饮为主。

4. 温肾行水，以真武汤、金匮肾气丸为主。

5. 益气行水，此法用处亦比较广泛，以防己黄芪汤为主。

6. 清热利水，兼有滋养作用，猪苓汤。

7. 清火通利，清利下焦湿、火为主，导赤散、八正散。

8. 通阳行水，五苓散为代表方。

9. 洁净腑，逐水法，疏凿饮子。此法不宜多用，特别是慢性肾炎患者不宜用；过去有用十枣汤泄水者，从临床上看效果不明显，而且很伤人！

第十七节　癃　闭

在临床上本病应主辨寒热，包括腰麻引起的亦如是。

因寒，以五苓散加味，老年病人以金匮肾气丸为主：

炙桂枝钱半，茯苓四钱，猪苓四钱，生白术钱半，泽泻三钱，车前草三钱，蟋蟀五只。

因热，以导赤散加味为主：

大生地五钱，木通二钱，淡竹叶三钱，甘草梢钱半，猪苓四钱，茯苓四钱，车前子三钱，泽泻三钱，瞿麦四钱。

有尿闭者加蟋蟀4只，通天草一两。

第十八节　肝硬化腹水

一、初期

宜疏肝理气行水。

柴胡二钱，炒枳实二钱，郁金二钱，茯苓四钱，青皮钱半，猪苓四钱，丹参五钱，泽泻二钱，大叶金钱草五钱。

二、中期

宜疏肝逐瘀法。

炒丹参五钱，红花二钱，炒当归三钱，土鳖虫八分，生桃仁二钱，猪苓四钱，泽泻四钱，炒白术三钱，车前子四钱，蛀蜢一钱，神仙对坐草五钱。

三、晚期

治疗效果不满意，宜攻补兼施。

攻法同中期。

补法宜视病人情况，给予相应药物。比如气虚者加黄芪、党参、生晒参等；阴虚者加白茅根、天花粉等。

关于使用十枣汤、舟车丸等峻下逐水药，从过去临床经验来看效果不好。原因在于肝硬化发展到失代偿期时，病机往往复杂，虚实夹杂，单纯攻逐对近期、远期有害而无利。故治疗时应把握好此点，要视病人情况，要么先攻后补，要么先补后攻，要么攻补兼施。

第十九节　风湿性疾病

一、风湿痛

老鹳草五钱，木瓜三钱，制豨莶草四钱，独活钱半，杜红花钱半，当归三钱，海风藤四钱，防己三钱，络石藤四钱，制乳香一钱，制没药一钱，淡附子钱半，炙桂枝钱半，甘草二钱。

可加：鸡血藤、黄芪、桑寄生。

上肢痛加片姜黄三钱，下肢痛加牛膝三钱。

二、类风湿关节炎

全蝎钱半，防己三钱，杜红花钱半，石膏四钱，蕲蛇一钱，木瓜钱半，桃仁三钱，蜈蚣一条，薏苡仁一两。

三、风湿热

桂枝三钱，生石膏八钱，防己三钱，黄芪三钱，赤芍四钱，当归三钱，薏苡仁五钱，忍冬藤五钱，知母四钱。

第二十节　外科疾病

一、荨麻疹

紫荆皮四钱，紫草四钱，紫背浮萍四钱，紫花地丁四钱，赤芍四钱，白僵蚕四钱，防风钱半，蝉蜕钱半，粉丹皮四钱，白鲜皮四钱，地肤子四钱。

二、丹毒

急性子三钱，蛇蜕二钱，苍术二钱，炮甲片三钱，生赤芍四钱，防己三钱，生桃仁五钱，紫草二钱，紫花地丁四钱，蒲公英四钱。

若有条件，加全蝎五分。

三、疝气

炒川楝子四钱，橘核三钱，橘叶二钱，小茴香二钱，当归三钱，荔枝核十枚（打碎），制香附三钱，青皮二钱，炒党参三钱，白蒺藜四钱。

四、驱蛔虫方

乌梅肉二钱，甘草钱半，雷丸三钱，白芜荑三钱，使君子肉十至十五粒
头煎睡前服，二煎次日晨起空腹服。

第四章 马莲湘

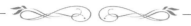

第一节 小儿白喉

荆芥一钱，防风八分，连翘一钱五分，蝉蜕一钱，白芷一钱，白僵蚕二钱，天南星一钱，陈皮二钱，大黄一钱，川黄连五分，桔梗八分，生地黄二钱，全蝎3只。

第二节 百日咳

咳嗽半月以后，入夜较剧，咳声连续十余声，呕吐，面红，痰黏而明亮，难咯。

百部二钱，地龙二钱，天冬二钱，麦冬二钱，化橘红钱半，瓜蒌皮三钱，淡竹茹二钱，北沙参二钱，浙贝母二钱，炙甘草钱半。

单方：鸡苦胆（或鸭苦胆）刺破加白糖服，每日一只，用于体实面红者。

上方加单方可治疗大人百日咳；小儿百日咳上方足以治愈。

第三节 支气管哮喘

每在天气变化时，半夜突发气急、喘息、痰鸣不能平卧，屡愈屡发。

炙地龙二钱，五味子二钱，杏仁二钱，炙紫菀三钱，炙甘草钱半，炒莱菔子钱半，炒苏子钱半，竹沥半夏二钱，化橘红二钱，浙贝母二钱，麻黄钱半，北沙参三钱，或加白石英四钱，洋青铅一两，灵磁石一两（防止麻黄扰动心阳）。

气逆：可选用旋覆花梗三钱，代赭石六钱，葶苈子三钱，白芥子三钱。

成人不发病时每日可服七味都气丸，二钱/次，早晚两次，连续服用1个月。

平常不发作时：紫河车粉一钱（或坎炁一条）吞服。

第四节 麻 疹

升麻一钱，葛根一钱，蝉蜕一钱，薄荷一钱，鲜芦根六钱，前胡钱半，牛蒡子二钱，桔梗一钱，芫荽籽二钱。

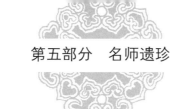

冷天加西河柳二钱。一般 2 剂透足。

第五节　麻疹性肺炎

麻黄一钱，杏仁二钱，石膏五钱，甘草一钱，瓜蒌皮二钱，天竺黄二钱，连翘二钱，金银花二钱，万氏牛黄清心丸一粒（研冲）。

热退气平，去麻黄、石膏，加玄参二钱，麦冬钱半，北沙参二钱。

第六节　病毒性肺炎

发热，咳嗽，气喘，有痰鸣。

麻黄一钱，杏仁二钱，甘草一钱，石膏五钱，瓜蒌皮二钱，天竺黄二钱（化痰），金银花二钱（清热解毒），连翘二钱（清热），万氏牛黄清心丸一粒（研冲）。

若口腔溃疡，加玄参二钱；气急痰鸣甚者，加葶苈子一钱；颈项强直者，加石决明五钱。

第七节　小儿扁桃体炎

金银花三钱，连翘三钱，射干钱半，牛蒡子三钱，麦冬二钱，玄参钱半，板蓝根五钱。

第八节　小儿腹泻

婴儿在吮乳期内，大便泄泻呈绿色，有泡沫与黏液，肠鸣，经月不愈，大便检查无细菌，有脂肪球。

炒白术一钱五分，焦神曲三钱，炒麦芽三钱，炒白芍一钱五分，防风一钱，广木香六分，炒荠菜花一钱五分，焦山楂三钱，炒鸡内金二钱，车前子二钱，炒山药二钱，广陈皮一钱，诃子一钱，玉蝴蝶三分，川厚朴一钱。

防风、玉蝴蝶、炒荠菜花三味除乳儿用外，其他不吃奶的小儿可除之不用。

第九节　小儿暑热泄泻

葛根八分，荷叶三钱，扁豆衣三钱，生白芍钱半，黄芩钱半，芦根二两，川黄连七分，金钗石斛三钱，山药三钱，滑石二钱，甘草四分。

本方颇效，成人、孩童皆宜。

第十节　急惊风

一、偏风（高热惊厥）

薄荷一钱，蝉蜕一钱，钩藤钱半，明天麻四分，牛蒡子钱半，天竺黄钱半，连翘钱半，石菖蒲四分，广郁金一钱，白僵蚕钱半。

为痰实者加琥珀抱龙丸一粒，磨服。

二、偏热

金银花三钱，连翘一钱，淡竹叶二钱，钩藤二钱，天竺黄一钱，牛蒡子钱半，生石膏八钱，生知母二钱，鲜芦根一两，全蝎五分。

可酌加紫金锭三分，或牛黄清心丸一粒，磨服。

三、偏痰

麻黄三分，杏仁二钱，陈胆星一钱，川贝母钱半，浙贝母钱半，蝉蜕一钱，明天麻一钱，竹沥半夏钱半，生石膏二钱，鲜石菖蒲钱半，制天冬一钱。

寒痰，麻黄重用；热痰阻肺，石膏重用。

四、偏食

紫苏梗一钱，川厚朴一钱，藿香一钱，陈皮一钱，清半夏钱半，大豆卷三钱，焦神曲三钱，广郁金二钱，鲜石菖蒲二钱，钩藤二钱。

另加玉枢丹四分，磨冲。

第十一节　慢惊风

吐泻后引起慢脾风。四肢厥冷，露睛，吐泻，口鼻气冷息微。

别直参三钱，白术钱半，炮姜一钱，黑附块钱半，肉桂一钱，白芍钱半，黄芪三钱，石菖蒲一钱，怀山药三钱。

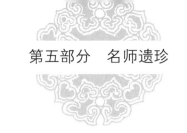

第十二节 疳 积

食少，面黄肌瘦，潮热，腹大。

广木香一钱，炒白术钱半，炒山药钱半，茯苓三钱，陈皮一钱，山楂炭二钱，干蟾皮钱半，杭白芍四钱，胡黄连一钱，炒使君子肉钱半，消疳肥儿丸一粒（开水化服）。

又方：

谷精草钱半，白蒺藜钱半，决明子二钱，生薏苡仁三钱，密蒙花钱半，木贼草钱半，炒白扁豆三钱，夜明砂钱半，使君子肉钱半，生蛤粉一钱，炙猪牙皂四分，生甘草一钱，羊肝末钱半～二两。

用鸭涎水一碗（用水一碗，入米一撮，待鸭食后取水煎药）为引，先服汤药，二三日后贴两目，羞明渐轻，眼能开。即取上方三倍量研为末，每服四分～一钱，开水调服，日三服。羊肝末可加重至二两，需用竹刀切开剔去筋膜，焙干研末，加入药中。

第十三节 脐风（破伤风）

口角歪斜，角弓反张，苦笑貌。

蝉蜕四钱，白僵蚕二钱，全蝎三只，大蜈蚣一条，地龙二钱。

痰多加瓜蒌皮三钱，天竺黄二钱，猴枣散二分（冲服）。喉中痰鸣时用。

第十四节 腮腺炎（痄腮）

大力子钱半，海藻三钱，昆布三钱，连翘壳二钱，金银花二钱，浙贝母二钱，制白僵蚕钱半，薄荷一钱。

第十五节 乙型脑炎（暑温，初起期）

金银花二钱，连翘二钱，桑叶三钱，菊花三钱，大青叶三钱，板蓝根三钱，薄荷一钱。

湿重加广藿香二钱，佩兰二钱，青蒿二钱，薏苡仁五钱，通草一钱，滑石三钱。

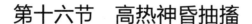

第十六节　高热神昏抽搐

生石膏一两，知母钱半，川黄连一钱，黑山栀三钱，黄芩钱半，金银花三钱，连翘三钱，鲜生地五钱，滁菊花三钱，地龙二钱，白僵蚕二钱，玄参三钱，牡丹皮钱半，广犀角一钱，全蝎尾三条。

热甚加紫雪丹；昏糊加牛黄清心丸；昏迷加至宝丹、苏合香丸。

第十七节　流行性脑膜炎

此病西医疗效好，主要用青霉素、磺胺类，中医疗效不显。治以清热解毒止痉：

滁菊花二钱，钩藤二钱，龙胆草一钱，川黄连四分，全蝎三只，白僵蚕钱半，金银花二钱，鲜生地三钱，蚤休钱半，天竺黄钱半，大青叶三钱，黑山栀二钱，连翘二钱，知母钱半。紫金锭一分（研冲）。

第十八节　小儿急性黄疸型肝炎

目黄，皮肤黄，小便黄为证。

绵茵陈一两，泽泻二钱，川黄柏一钱五分，车前草四钱，生山栀二钱，猪苓二钱，蒲公英四钱，赤茯苓二钱，夏枯草三钱，海金沙三钱，苍术一钱五分。

第十九节　小儿慢性肝炎

柴胡一钱五分，广郁金三钱，当归三钱，白芍二钱，丹参二钱，炙鳖甲三钱，青皮一钱五分，陈皮一钱五分，延胡索二钱，川楝子三钱，大生地三钱，甘草一钱五分，蒲公英五钱。

宜补血、疏肝、消肿。

第二十节　急性肾炎

面目四肢浮肿，小便检查有蛋白、红细胞、白细胞、脓细胞，小便少。

白茅根一两，茯苓皮三钱，冬瓜皮三钱，陈皮二钱，车前草四钱，大蓟二钱，小蓟二钱，泽泻三钱，猪苓二钱，益母草四钱，生地黄四钱，墨旱莲三钱，西瓜皮（必须白皮加

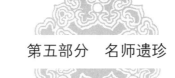

翠衣）一钱五分。

有脓细胞加忍冬藤三钱，淡竹叶三钱，连翘二钱。

血压高加夏枯草三钱，滁菊花三钱，淡黄芩一钱五分，玉米须一两。

血尿加阿胶二钱，大生地四钱，仙鹤草三～八钱。

肿甚气喘加葶苈子二钱，炒莱菔子三钱。

畏寒加桂枝一钱，生姜皮一钱五分。

体虚盗汗加黄芪三钱，炒白术一钱五分，浮小麦一两。

腹臌大加地骷髅四钱，川萆薢二钱，萹蓄四钱，大腹皮四钱。

第二十一节　慢性肾炎

小便检查蛋白较多，红细胞少，血压高，浮肿，面色黄晦。

大熟地四钱（砂仁一钱五分拌），怀山药三钱，泽泻三钱，山萸肉三钱，桂枝一钱（血压高者不用），茯苓皮四钱，黄芪三钱，党参三钱（太子参亦可），汉防己二钱，白茅根一两，白术一钱五分，乌梅炭一钱五分（能消蛋白）。

血压高加青木香一钱五分，夏枯草四钱，益母草四钱，玉米须一两，怀牛膝三钱。

浮肿甚加冬瓜皮四钱，大腹皮三钱，萹蓄三钱，川萆薢二钱，陈蒲壳四钱。

小便少时用小温中丸。

乌梅炭、蝉蜕、党参能消尿蛋白。

第二十二节　肾盂肾炎

知母钱半，黄柏一钱，大生地三钱，车前子三钱，泽泻三钱，茯苓三钱，山萸肉三钱，山药三钱，忍冬藤三钱，或加牡丹皮三钱，甘草梢二钱。

可合用清宁丸五分～一钱吞。

第二十三节　便　秘

玄参钱半，细生地三钱，丝瓜络二钱，瓜蒌皮钱半，炒枳壳钱半，杏仁二钱，陈皮一钱，火麻仁钱半，白蜜一两。

第二十四节　小儿胃肠型消化不良症

腹胀、呕吐等。

焦白术一钱，茯苓钱半，陈皮一钱，姜竹茹一钱，生白芍一钱，甘草一钱，焦山楂钱半，炒麦芽钱半。

睡时露睛，腹不胀满者，加山药五钱。

腹胀气而硬者，加广木香钱半，焦神曲钱半，炒鸡内金二钱。

腹泻由于消化不良，久治不愈者，加入乌梅炭、广木香、薏苡仁。

第二十五节　小儿麻痹症（轻中型）

当归尾二钱，赤芍二钱，桑寄生二钱，红花钱半，怀牛膝二钱，宣木瓜钱半，生地黄三钱，伸筋草三钱，鸡血藤二钱，生黄芪四钱，秦艽钱半，丝瓜络三钱。

又方：治小儿发热后下肢麻痹不通。

盐水炒黄芪五钱，潞党参二钱，全当归五钱，盐杜仲二钱，桑寄生五钱，川续断五钱，怀山药五钱，鸡血藤五钱，豨莶草五钱，川牛膝二钱，炙狗脊二钱，五加皮五钱。

饭前服，一般服用5～10剂即略能动，续服渐愈，发热时不宜服用。

手麻痹者，加桂枝一钱，川芎一钱；痢疾以后麻痹者，加山萸肉钱半；在半年以上者加千年健钱半；对于四年以上者无效。

又方：治小儿麻痹后遗症。

当归钱半，赤芍钱半，桑寄生三钱，炒川续断钱半，炒杜仲钱半，五加皮钱半，络石藤二钱，川牛膝钱半，健步虎潜丸二钱（包煎）。

第二十六节　小儿蛔虫病

使君子三钱，槟榔二钱，乌梅二钱，清炙草一钱。

外用蒸百部一两煎汤，每晚睡前清洗肛门，生百部一两更佳。

第二十七节　小儿耳内出脓

黄柏五钱，龙骨二钱，白芷二钱，梅片六分。为极细末，吹入耳内少许。先洗净耳部，1日3～4次，至愈为度。

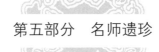

又方：

五倍子选大者，洗净晒干、蜜炙，并枯矾研末，二药等分，干擦或麻油调涂。

第二十八节　小儿荨麻疹（风疹块）

头面四肢出现红色疹块，抓痒不堪，大小不一，连片成块。

热天发作时用：

蝉蜕一钱，牛蒡子三钱，薄荷一钱，连翘二钱，金银花二钱，绿豆衣三钱，鲜芦根一两，野菊花二钱，白茅根六钱，白鲜皮二钱，大青叶三钱，玄参二钱，车前草四钱，豨莶草四钱，甘草一钱半。

如头面四肢多，身上着衣处没有的，即冷天发时用：

荆芥一钱，防风一钱，白僵蚕二钱，赤芍一钱五分，当归尾一钱五分，红花一钱，紫草二钱，薏苡仁三钱，苍耳子二钱，地肤子二钱，旱莲草二钱。可加活血药。

顽固者加蛇蜕一钱。

第二十九节　小儿湿疹（婴儿奶癣）

肌表出现粟粒状红疹，奇痒流水，结痂或堆起白屑，擦之皮肤殷红、干燥。

野菊花三钱，金银花三钱，甘草钱半，车前草三钱，白鲜皮二钱，地肤子二钱，茯苓皮三钱，苍术钱半，苦参二钱，豨莶草二钱，川黄柏一钱，生薏苡仁四钱。

顽固者加蝉蜕一钱，干蟾皮钱半。

外洗方：

野菊花四钱，金银花二钱，甘草二钱，蛇床子二钱

第三十节　肺脓疡（肺痈）

干苇茎一两，生甘草钱半，冬瓜仁五钱～一两，鱼腥草五钱～一两，生薏苡仁一两，败酱草三钱，玄参二钱，桔梗钱半，瓜蒌皮二钱，金银花二～六钱，连翘三～四钱，焦山栀三钱。

有脓血者加桃仁二钱。

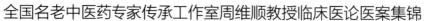

第三十一节 疟 疾

柴胡钱半，草果仁钱半，甜茶叶三钱，花槟榔二钱，乌梅钱半。

每日疟、间日疟疗效好。

草果、知母、炒常山各二～五钱相配效更良。

参考文献

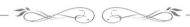

［1］陈灏珠，林果为，王吉耀.实用内科学［M］.第14版.北京，人民卫生出版社，2013.

［2］佚名.黄帝内经·素问［M］.田代华整理.北京：人民卫生出版社，2005.

［3］汉·张仲景.金匮要略［M］.何任，何若苹整理.北京：人民卫生出版社，2005.

［4］清·叶桂.温热论［M］.张志斌整理.北京：人民卫生出版社，2007.

［5］隋·巢元方.诸病源候论［M］.丁光迪主编.北京：人民卫生出版社，1991.

［6］明·孙一奎.孙一奎医学全书［M］.韩学杰，张印生主编.北京：中国中医药出版社，1999.

［7］元·滑寿.难经本义［M］.于莉英点校.南京：江苏科学技术出版社，2008.

［8］佚名.灵枢经［M］.田代华，刘更生整理.北京：人民卫生出版社，2005.

［9］民国·张锡纯.医学衷中参西录［M］.于华芸校注.北京：中国医药科技出版社，2011.

［10］唐·王冰.王冰医学全书［M］.张登本，孙理军主编.北京：中国中医药出版社，2006.

［11］清·黄元御.黄元御医学全书［M］.孙洽熙主编.北京：中国中医药出版社，1999.

［12］清·王士雄.王孟英医学全书［M］.盛增秀主编.北京：中国中医药出版社，1999.

［13］金·李杲.李东垣医学全书［M］.张年顺主编.北京：中国中医药出版社，2006.

［14］汉·华佗.华氏中藏经［M］.古求知校注.北京：中国医药科技出版社，2011.

［15］唐·孙思邈.孙思邈医学全书［M］.张印生，韩学杰主编.北京：中国中医药出版社，2006.

［16］清·陈士铎著.陈士铎医学全书［M］.柳长华主编.北京：中国中医药出版社，1999.

［17］清·叶桂.叶天士医学全书［M］.黄英志主编.北京：中国中医药出版社，1999.

［18］元·朱震亨.朱丹溪医学全书［M］.田思胜主编.北京：中国中医药出版社，2006.

［19］清·张璐.张璐医学全书［M］.张民庆，王兴华，刘华东主编.北京：中国中医药出版社，1999.

［20］清·汪昂.本草备要［M］.石印硖川蒋氏原本.上海：昌文书局，1933.

［21］洪治平，庞敏，李国信.实用文献中药学［M］.沈阳：辽宁科学技术出版社，2016.

［22］明·李时珍.李时珍医学全书［M］.柳长华主编.北京：中国中医药出版社，1999.

［23］高嘉骏，王洪图.膜原部位初探［J］.北京中医大学学报，2005，28（5）：14-16.

［24］任继学.任继学经验集［M］.北京：人民卫生出版社，2000.

［25］陈潮祖.中医治法与方剂［M］.第5版.北京：人民卫生出版社，2018.

［26］高学敏．中药学［M］．第 2 版．北京：中国中医药出版社，2015.

［27］孙广仁．中医基础理论［M］．第 2 版．北京：中国中医药出版社，2015.

［28］朱文锋．中医诊断学［M］．第 2 版．北京：中国中医药出版社，2015.

［29］周岱翰．临床中医肿瘤学［M］．北京：人民卫生出版社，2015.

［30］李佩文．中西医临床肿瘤学［M］．北京：中国中医药出版社，1996.

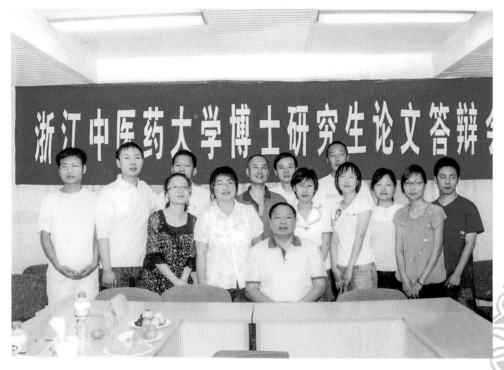

周维顺教授与其主带培养的博士生在毕业论文答辩后合影留念（2008 年 5 月）

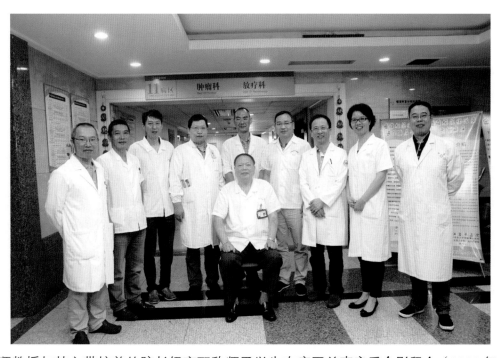

周维顺教授与其主带培养的院长级高职称师承学生在病区总查房后合影留念（2015 年 9 月）

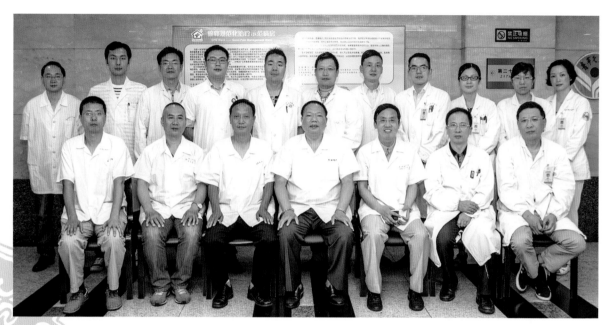

周维顺教授与其名老中医传承工作室部分学术继承人合影留念（2016 年 6 月）

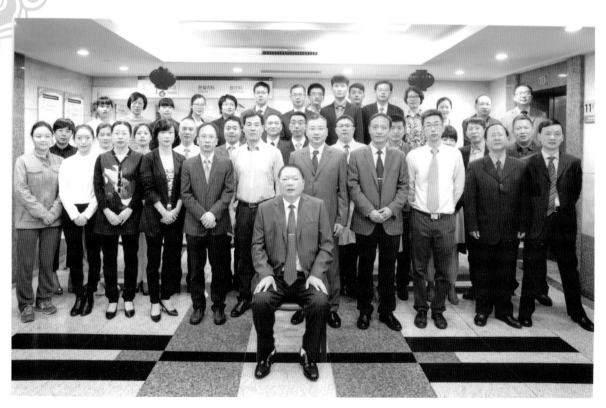

周维顺教授在 2016 年教师节时与部分研究生及学术继承人合影（2016 年 11 月）

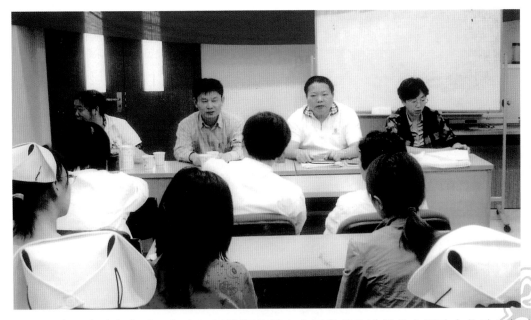

浙江省中医院吕宾院长与党支部书记周维顺教授在全国党员先进性教育活动中作动员报告

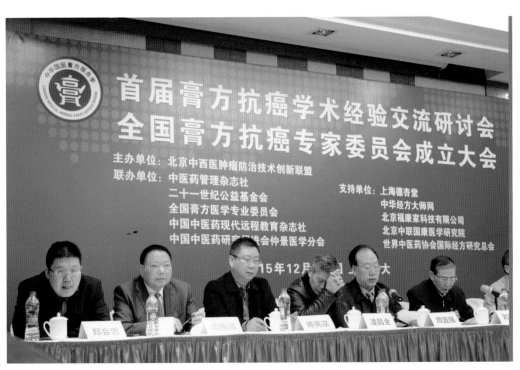

全国膏方抗癌专家委员会副会长周维顺教授（左二）与会长周宜强教授及副
会长凌昌全、刘嘉湘教授等在主席台上主持会议时合影留念（2015年12月）

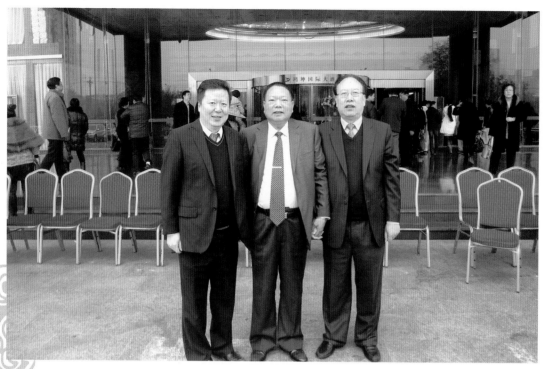

在北京世界中医肿瘤学术交流大会期间周维顺教授（中）与中华中医药学会名誉会长周宜强教授（右）及世界中医药学会肿瘤外治委员会会长李忠教授（左）合影留念（2014年11）

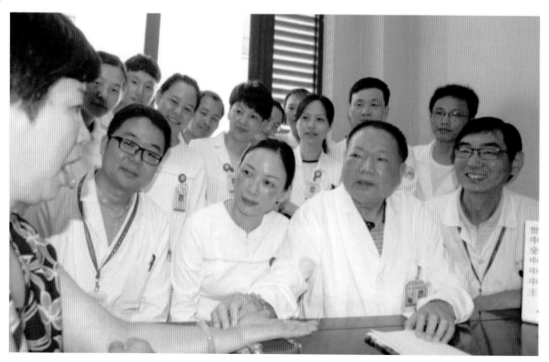

周维顺教授在其全国名老中医药专家传承工作室与主带培养的部分研究生及学术继承人合影留（2018年7月）

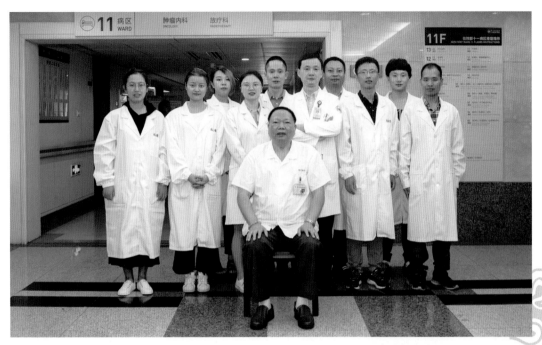

周维顺教授与部分研究生及师承学生在病房总查房后合影留念（2019 年 4 月）

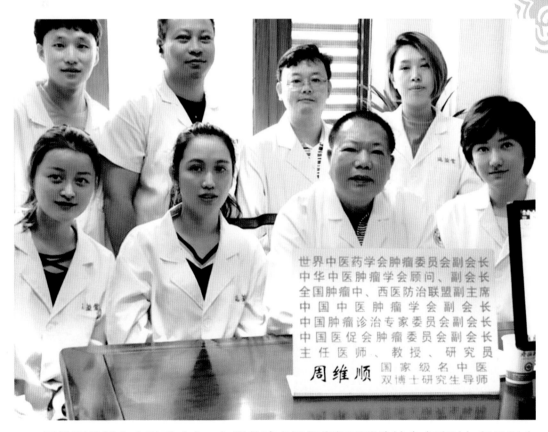

世界中医药学会肿瘤委员会副会长
中华中医肿瘤学会顾问、副会长
全国肿瘤中、西医防治联盟副主席
中国中医肿瘤学会副会长
中国肿瘤诊治专家委员会副会长
中国医促会肿瘤委员会副会长
主任医师、教授、研究员

周维顺　国家级名中医
双博士研究生导师

周维顺教授之女周瑶（右一）留美读研暑假期间到我院社会实践时与师承学生
在其工作室临床门诊合影留念（2018 年 8 月）

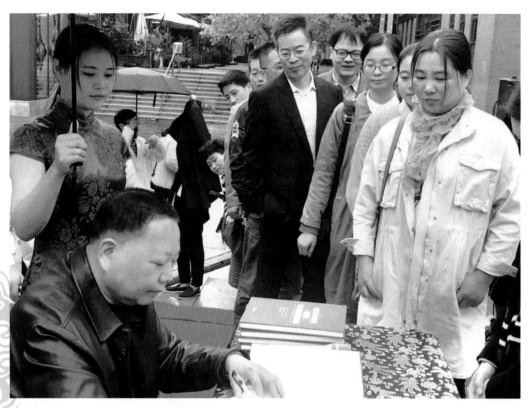

湖州中医文化节上周维顺教授给参会的各医院院长赠书签名（2018 年 11）

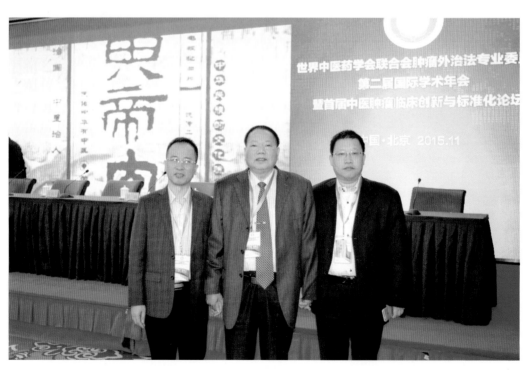

周维顺教授与其师承学生浙江省中医院谢俊明教授及杜尔罡主任医师在北京
参加国际学术交流大会期间合影留念（2015 年 11 月）

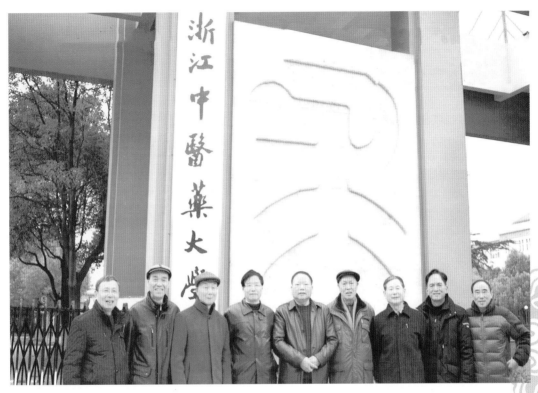

浙江中医学院（现浙江中医药大学）六九（2）班班委会毕业 45 年同学会合影留念
（2015 年 3 月）

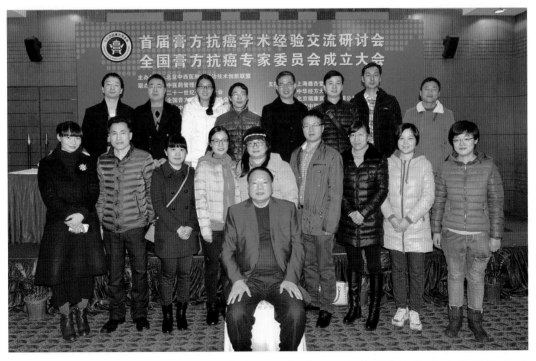

周维顺教授与其培养主带的研究生和学术继承人在全国膏方抗癌专家委员会成
立大会期间合影留念（2015 年 12 月）

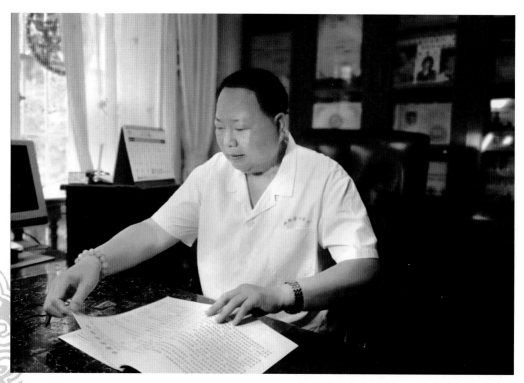

周维顺教授在书房里查阅科研资料（2019 年 4 月）

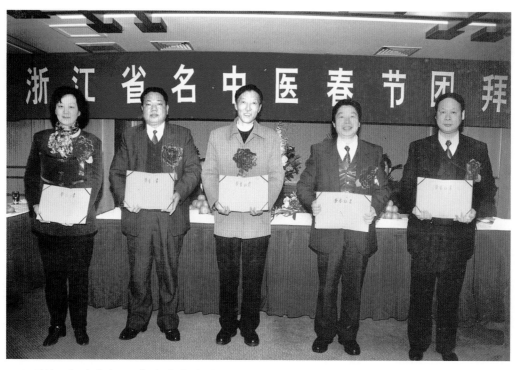

浙江省政府领导在全省名老中医春节团拜会期间给全省优秀名中医颁发荣誉证书（左二为周维顺教授）

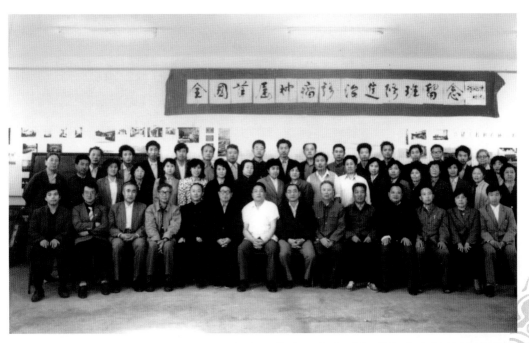

　　卫生部在北京举办全国首届肿瘤诊治进修提高班时任进修班班长的周维顺教授（一排左七）及我国中医肿瘤泰斗全国名中医郁仁存教授（一排右七）在毕业典礼后与全体学员合影留念（1989年5月）

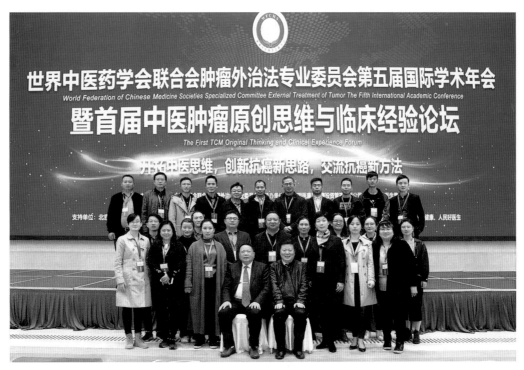

　　周维顺教授与其研究生及师承学生参加世中联外治委员会换届改选大会时与李忠会长合影留念（2018年11月）

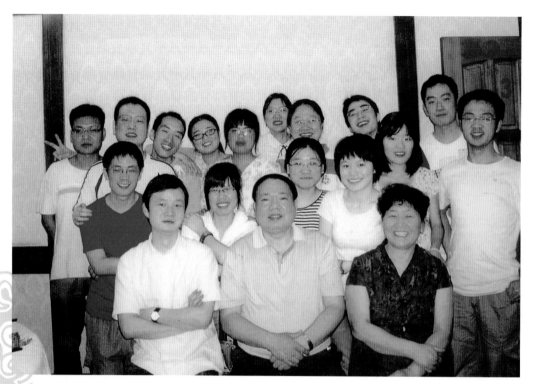

周维顺教授与其培养主带的研究生在毕业论文答辩后合影留念（2010 年 5 月）

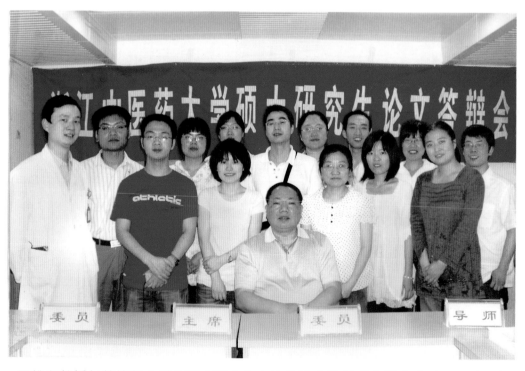

周维顺教授与其培养主带的硕士研究生在毕业论文答辩后合影留念（2011 年 5）

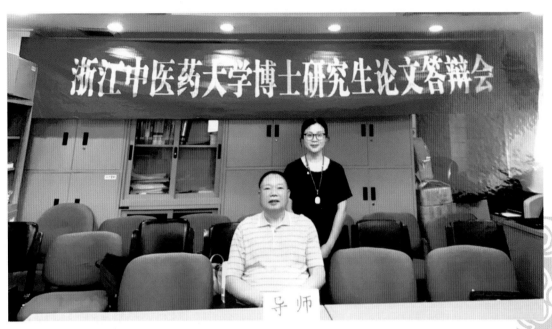

周维顺教授与其培养主带的博士研究生王苗娟在毕业论文答辩后合影留念（2017 年 5 月）

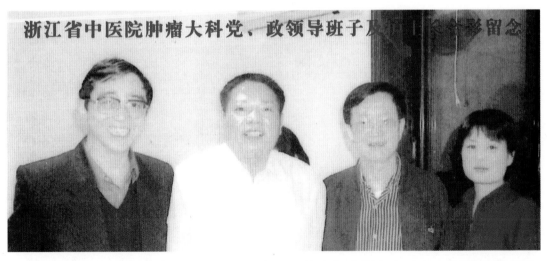

浙江省中医院肿瘤大科党、政领导班子及护士长合影留念（左二为周维顺书记、主任）（2008 年 4 月）

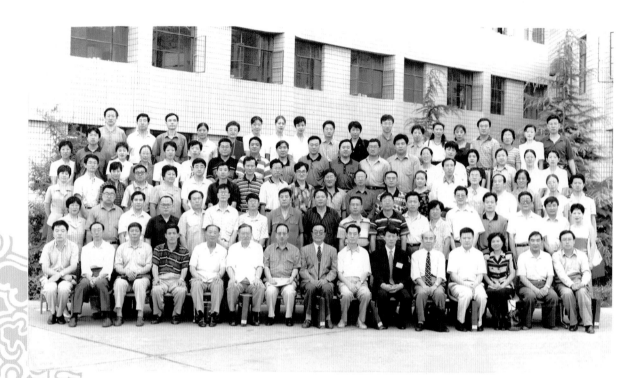

全国肿瘤化疗进修提高班结业时全体师生合影留念（一排左八为我国肿瘤泰斗孙燕院士、二排左九为周维顺教授）（1999年8月）

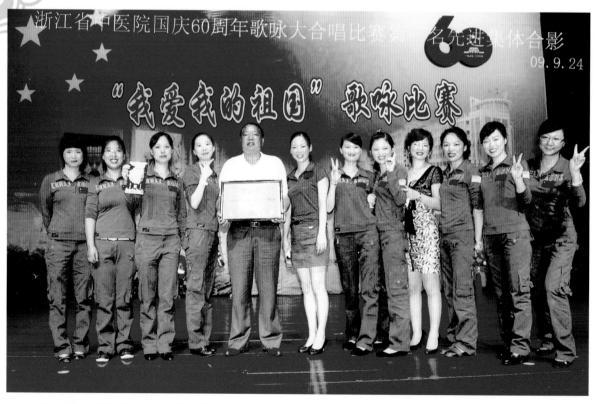

浙江省中医院国庆60周年歌咏大合唱比赛内科党支部荣获第一名时周维顺书记上台领奖并与参赛的主要演员合影留念（2009年9月）

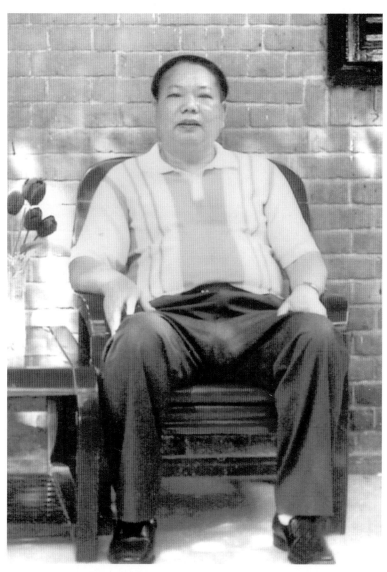

　　周维顺教授在重庆参加全国肿瘤学术大会期间参观国共重庆谈判《双十协定》签字处——桂园留念。

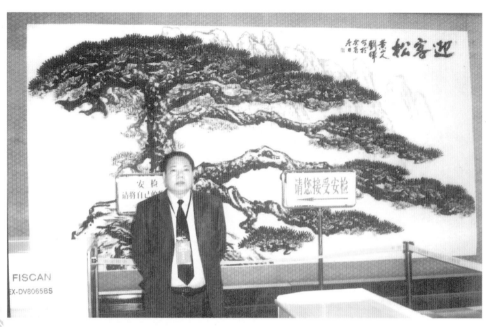

　　周维顺教授在北京人民大会堂参加国务院、全国人大、政协、卫生部召开的全国名医、名院表彰大会时留影（2005 年 10）

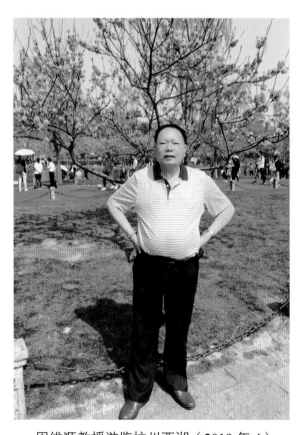

周维顺教授游览杭州西湖（2019 年 4）

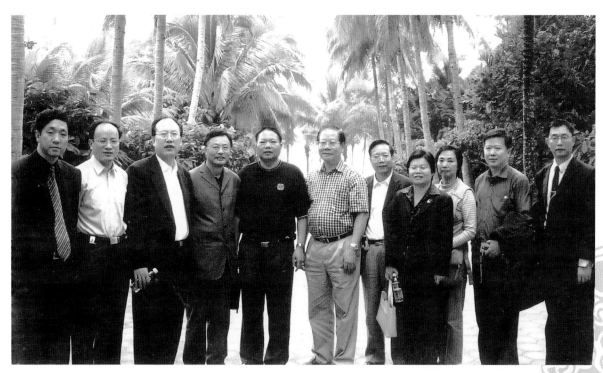

中华中医药学会肿瘤分会全体常委在海南三亚开常委会时合影留念（左五为周维顺教授、左六为主任委员周岱翰教授、左三为周宜强教授、右三为李忠教授）（2004年12月）

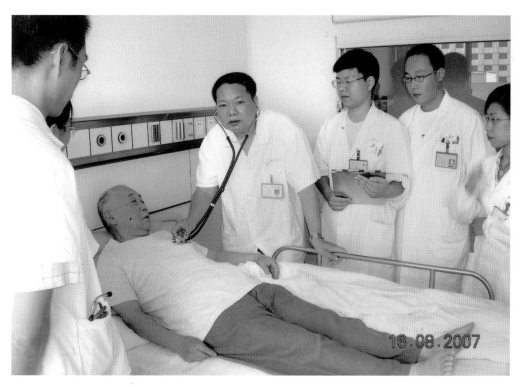

周维顺主任在省中医院放化疗病房带领其下级医师及研究生总查房时合影留念（2007年8月）

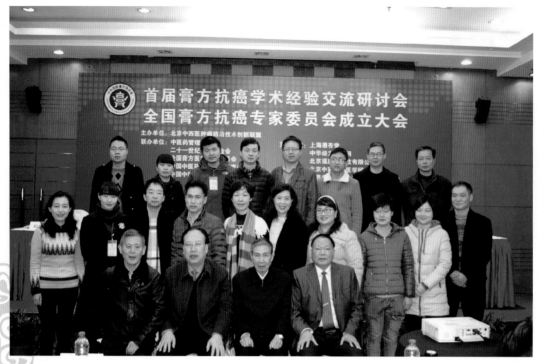

周维顺教授在全国膏方抗癌专家委员会成立时与周宜强会长、刘嘉湘副会长、凌昌全副会长及参会的学生合影留念（2015 年 4 月）

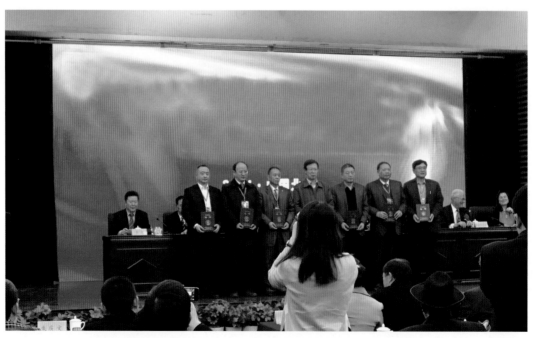

世界中医药学会联合会领导向世中联肿瘤外治委员会新选举产生的会长、副会长颁发证书（周维顺教授为右二）（2014 年 11）

216